越活越年輕的養生秘訣

五臟排毒法

石晶明 編著

萬里機構‧得利書局

五臟排毒法 — 越活越年輕的養生秘訣

作者
石晶明

編輯
黃雯怡

封面設計
朱靜

版面設計
劉葉青

出版者
萬里機構・得利書局
香港鰂魚涌英皇道1065號東達中心1305室
電話：2564 7511
傳真：2565 5539
網址：http://www.wanlibk.com
　　　http://www.facebook.com/wanlibk

發行者
香港聯合書刊物流有限公司
香港新界大埔汀麗路36號
中華商務印刷大廈3字樓
電話：2150 2100
傳真：2407 3062
電郵：info@suplogistics.com.hk

承印者
中華商務彩色印刷有限公司

出版日期
二零一六年一月第一次印刷
二零一八年八月第五次印刷

萬里機構　　萬里 Facebook

鳳凰漢竹圖書（北京）有限公司　授權，
香港萬里機構獨家出版本書繁體字版。

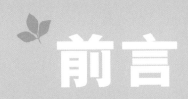

前言

中國傳統文化認為，世上萬物都是由木、火、土、金、水這五種基本元素組成，並由此「相雜」、「相和」化生而來，循環往復、生生不息。因此由中國傳統文化延續而來的中醫學，其核心思想就是「天人合一」，也就是說天地和人體遵循的是同一個規律，只不過天地是一個大宇宙，而人體則是一個小宇宙。木、火、土、金、水這五種元素分別對應肝、心、脾、肺、腎，它們互動互應，相生相剋，是不可分離的整體。

從五臟的角度看，人體與自然合而為一，順應天道才能得養生之道。那麼，人為什麼會生病？人為什麼會變老？

其實，在中醫看來，我們體內有很多毒素，凡是不能及時排出體外、對我們的身體和精神產生不良作用的物質都可以稱為「毒」，例如瘀血、痰濕、寒氣、食積、氣鬱、上火。這些毒素堆積在五臟之內，人就會因此生病。而五臟的功能也會日漸衰退，人體就會變得越來越遲鈍，逐漸衰老。

在日常生活中合理規劃飲食，堅持良好的生活方式，適當運動、鍛煉身體，注重對五臟的保養，持之以恆，五臟就會得到修復，身體狀況就會有所改善，不打針、不吃藥一樣可以健康平安。

目錄

第三章

排心毒—每個人都需要一顆強大的心 64

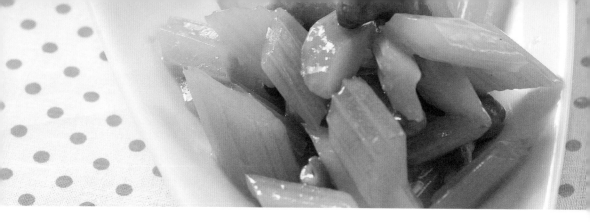

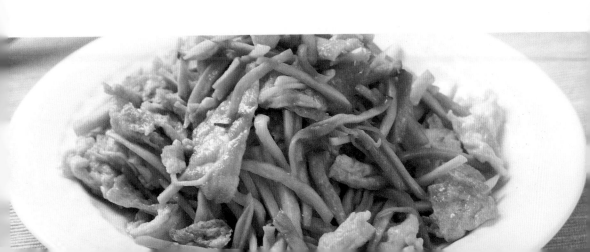

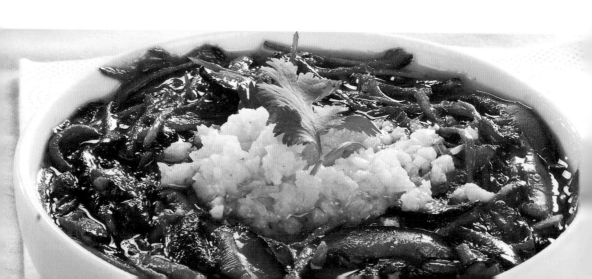

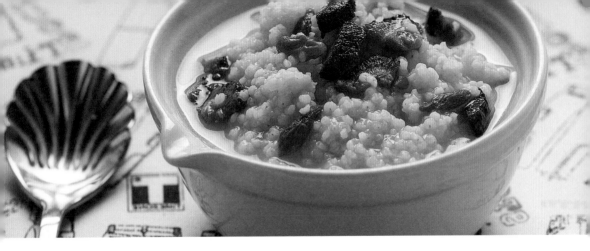

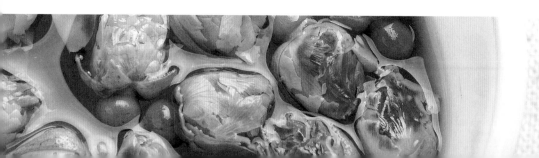

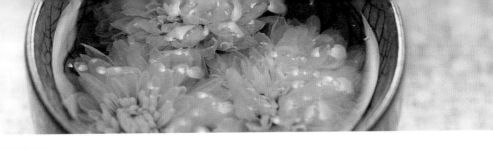

第一章

關於排毒
你不可不知的真相

很多人都知道要排毒，尤其是年輕女性，因為排毒後可以變白、變瘦、變漂亮。可是排毒之後有的人的確白了、瘦了、漂亮了，有的人卻上吐下瀉，臉色蒼白，身體虛脫。關於「毒」，人們有太多的謬誤。要知道，任何排毒方法都是在拿自己的身體「試驗」。在排毒之前，要瞭解足夠的信息才能少走彎路不受罪。

「毒」是什麼

「知己知彼，百戰不殆」。想要排毒，先要識「毒」。中醫、西醫中都有關於「毒」的定義，且有相似的部分。明確這些信息，排毒之路自然變得平坦。

中醫所說的「毒」

在中醫理論中，廣義的「毒」包括內生五邪（指臟腑陰陽氣血失調所產生的內風、內寒、內濕、內燥、內熱）、外感六淫（是風、寒、暑、濕、燥、火六種外感病邪的統稱）、內傷七情（指喜、怒、憂、思、悲、恐、驚七種情志變化），以及飲食不節、過勞過逸等原因引起的陰陽失衡。簡而言之，一切不正之邪皆為「毒」，具體可以分為以下幾種。

熱毒

陽氣亢盛時，人體內就會產生熱毒，如我們常說的「上火」，具體表現在口乾、口苦、口臭、牙齦紅腫出血、流鼻血、大便乾硬、面有油光、痤瘡、手足冒汗等。

火毒

「熱極為火」，即熱毒到了一定程度就是火毒。症狀輕一點的火毒表現為局部的紅、腫、熱、痛，嚴重一些的火毒表現為發熱、頭痛、煩躁、小便短赤、大便秘結、舌紅苔黃，甚至是全身性感染。

寒毒

寒毒是和熱毒相對應的，可以分為兩種。風寒侵襲引起的感冒、關節疼痛屬於外寒，是由體外的因素所導致的。

內寒則是陽氣虛衰、臟腑功能衰退導致的，它以身寒肢冷、腰腹畏寒、小便澄澈清冷、大便稀薄為特點。

濕毒

濕毒也分為兩種。外濕是由氣候環境、飲食不節、脾胃受傷引起的，表現為胃腸型感冒、感染性過敏性皮膚病等。內濕則是脾胃虛弱運化不力所導致的，或因脾虛正氣不足，招來外濕入侵，妨礙脾胃運化功能，如食慾不振、腹脹、腹瀉、便溏、面黃、水腫、舌淡苔潤等。

蟲毒

蟲毒會破壞和侵蝕人體的局部組織，消耗養分和精氣。蟲毒多見於腸胃，如生食肉類時會出現腹痛、食慾亢進而身體消瘦、睡覺磨牙、喜食異物（如生米、泥土）等症狀。發於皮膚可出現疥、癬、皮膚潰瘍等症狀。

食積之毒

脾胃掌管着食物的消化、吸收與輸送，如果功能失調，就不能消化和利用食物。日積月累，這些堆積在胃裏的食物就會醞釀成毒素，損傷脾胃，使人出現食慾不振、胸悶、噯氣、泛酸、大便不暢、面生痤瘡等不良症狀。

瘀血之毒

簡單地説，瘀血之毒就是血液運行失常導致的病理產物。如果瘀血一直不消，阻滯經絡，人體不能得到氣血的充分滋養，會出現各種症狀，表現為身體刺痛、痛處固定不移，身體異常出血、身體呈現青紫色瘀斑等。

藥物之毒

老話説「是藥三分毒」。藥物之毒的症狀相對複雜，這裏暫不一一説明，但都對肝臟有害。很多人知道西藥有明顯的毒副作用，卻忽視了中藥的毒性。所以在不耽誤病情的基礎上懂得一些藥物知識，儘量少服藥是相對保險的做法。

情志之毒

情志泛指喜、怒、憂、思、悲、恐、驚七種情緒變化，簡稱七情，是人們對外界客觀事物的心理反映。中醫認為情志是由五臟之氣化生的，若情志失調，則容易損傷臟腑氣血，影響人體健康，如喜傷心、怒傷肝、思傷脾、悲傷肺、恐傷腎，情志一旦過度就會傷身。

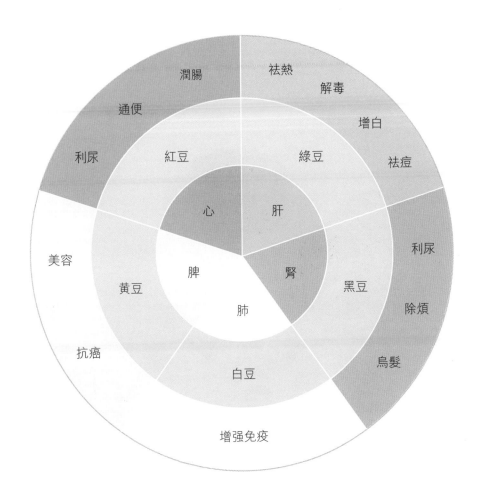

西醫所説的「毒」

西醫所説的「毒」更接近人們對「毒」的定義，因為它比較具體、細緻，不像中醫那麼抽象、寬泛。常見的有以下幾種。

生物毒素

生物毒素又稱天然毒素，是指動物、植物、微生物產生的對其他生物物種有毒害作用的各種化學物質。在生活中，被蛇類及其他動物咬傷就是生物毒素最常見的例子。再如赤潮，由於大量生活污水、工業廢水和農業廢水流入海洋、湖泊、河流，使海水富營養化，某些浮游生物暴發性繁殖和高度密集，使海水出現嚴重污染，魚蝦、貝類等大量死亡。

不過，生物毒素並非一無是處。在現代科研中，很多生物毒素可以為生物學、化學、醫藥學等生命科學研究提供豐富的物質基礎，有可能對人類發展有益。

藥物本身的毒副作用

前面提到過，「是藥三分毒」。西藥多數是合成的化學藥物，具有一定的毒副作用，在包裝及説明書上都會註明。但現在的人們濫用西藥，尤其是抗生素。一方面，濫用抗生素會引起腸道菌種出現紊亂，過多殺死體內好的細菌。另一方面，會提高身體的耐藥性，使得病人在出現突發狀況時無法採取有效的藥物治療。

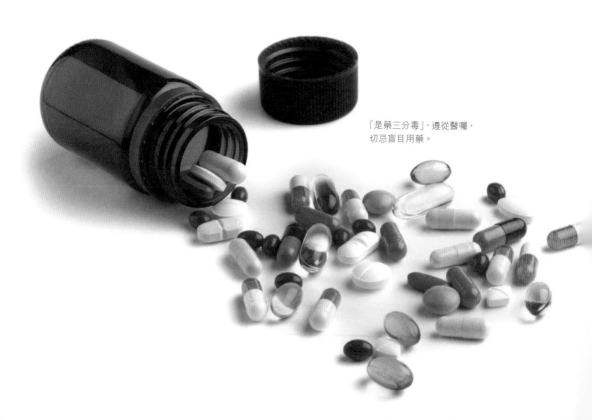

「是藥三分毒」，遵從醫囑，切忌盲目用藥。

舉個最簡單的例子，我們吃藥的時候，總會選擇療效最好的那種藥買，覺得這樣見效快、毒副作用小。但時間長了，這種藥就不那麼好使了。其實，這不是藥效出了問題，而是我們的身體已經習慣了這種藥物，產生了耐藥性。

人為因素造成的毒素

在這方面，毒素包含的範圍比較廣，如農藥中的有機磷、有機氯、一氧化碳、乙醇等等，都是人為因素造成的。這些毒素進入人體後，會對人體造成相當程度的損害，甚至會帶來生命危險。

最常見的毒素就是酒精。很多人嗜酒如命，每次喝酒都超過合理的範圍。中國本就是一個飲酒大國，隨着人民生活的改善和社會交往的發展，酒的消耗量急劇上升。日常生活中，醉酒現象時有發生。其實，醉酒就是酒精中毒，只是程度較輕。血液中的乙醇濃度達到0.05%~0.2%時便出現醉酒狀態。濃度達到0.4%時，就引起重度的急性中毒而昏迷，並可發生呼吸衰竭而死亡。

長期酗酒，可引起慢性酒精中毒，損害身體重要的器官。飲酒後數分鐘內，酒精就抵達大腦，使腦細胞功能減退。心肌也受到酒精的抑制作用，並為適應這種狀態而加速心搏。舉杯初飲時，會感到心情放鬆。如果繼續暢飲，酒精的血液濃度漸增，大腦中控制語言、視覺、平衡和判斷的神經中樞開始紊亂，所以飲酒易引起過激和暴力行為，而判斷力與反應時間的障礙往往造成車禍。

食物中毒

這是人們在日常生活中最常見的「毒」，如有毒的蘑菇、發了芽的馬鈴薯、未煮熟的四季豆等。雖然有些食物含有毒素，但不是每個人都會中毒。首先，攝入的量是不同的。其次，每個人的體質是不同的，對毒素的反應不盡相同。再如，有的人天生就是過敏體質，哪怕是吃雞蛋、喝牛奶都會感到身體不適，這類人群在日常生活中一定要謹慎。

誰給你下的「毒」

除了人們普遍關注的空氣污染、水污染、食物中毒等因素，日用品、室內環境，甚至人體自身，都會產生「毒」。人體代謝中產生的「廢物」需要及時清除，不然就會對身體造成很大的影響。

外界環境中的「毒」

空氣

室外的空氣環境是可見的，人們可以憑藉視覺和嗅覺，感受到裏面的污染物有多麼讓身體不舒服，這一點是毋庸置疑的。

室內的空氣往往被人忽視。想一想，新房子為什麼要裝修後半年才能入住？為什麼人們總要開窗戶通風？有研究表明，室內空氣的污染通常高於室外空氣污染。但在霧霾嚴重的時候，不建議開窗通風，等天氣晴朗的時候再開窗比較好。

飲用水

水質影響着人的健康。水污染是生活污水和工業廢水造成的，飲用後的常見症狀是噁心、腹瀉、嘔吐、頭痛，在中國的一些水污染嚴重的地方還能致癌。

對於生活用水，儘量煮沸後飲用。如果家裏有飲水機，至少兩個月清洗一次，夏季氣溫較高，可調整為每月一次。

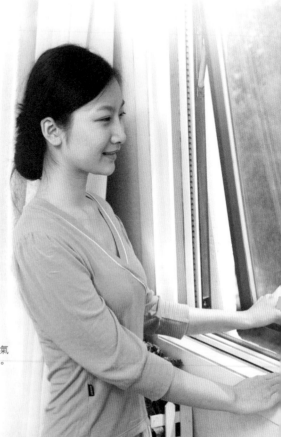

每天上午10時和下午3時是一天中空氣相對清潔的時段，此時開窗通風最好。

食品

　　在蔬菜和水果表面噴灑農藥、在水果表面打蠟等現象，對於這些，人們早已見怪不怪。但不要放鬆警惕，大部分蔬菜和水果在食用之前可以放入淡鹽水中泡幾分鐘，這樣會安全些。

　　加工食品中常見的食物添加劑給現代生活帶來了便利，並非人們想像的那麼可怕。如果購買的加工食品顏色過豔、味道過濃、口感異常，那就要小心了，有可能是不良商家濫用食品添加劑，也有可能是變質。

日用品

　　香水、剃鬚膏、牙膏、肥皂、洗髮液、洗衣液、指甲油、化妝品等日用品，人們再熟悉不過。日用品中所含的化學物質能通過皮膚侵入身體，進而產生毒素，被日本的專家稱為「經皮毒」。

　　也許有人會質疑，如果周圍全是毒，那人還活不活了？不如回到原始社會好了。其實，毒素並不是進入人體就會發生不良反應。在日常生活中，首先要控制用量，尤其是那些具有濃縮、精華特點的日用品，只需一點點就能達到效果，還能節約，何樂而不為？其次，經常更換日用品也是不錯的方法，可以直接避免同一種毒素的長時間蓄積。

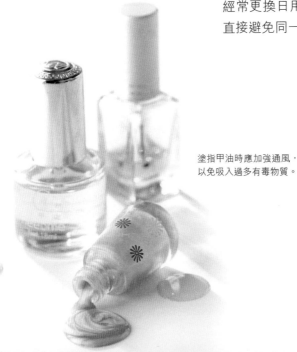

塗指甲油時應加強通風，以免吸入過多有毒物質。

人體自身產生的「毒」

宿便

宿便是尚未排出的糞便——很多人認識宿便，都是因為鋪天蓋地的廣告宣傳。客觀地講，與其說是宿便，不如說是便秘。因為關於宿便還沒有科學的定義，便秘卻是人們熟知的症狀。

有些人便秘時還伴有失眠、煩躁、多夢、抑鬱等情況。這些情況可以通過食療緩解，但出現便血、貧血、消瘦、發熱、黑便、腹痛等情況，應該去醫院就診，不能輕視。

自由基

適量的自由基對人體有好處，能保護身體免受化學物質等外來物的侵害。但不得不說，自由基已經是全民公敵。自由基是造成人體衰老的最大因素，過量後會產生很強的氧化作用，造成衰老、皮膚黑斑、過敏及心血管疾病。

消除自由基最好的辦法就是多吃抗氧化的食物，如獼猴桃、西蘭花、紅蘿蔔、粟米、蘆筍、椰菜花等。

尿酸

尿酸是人體代謝的產物，由小便排出。如果尿酸含量過高，或者排便不暢，就會沉積在人體軟組織或關節中，引發炎症。平時要注意多喝水，多吃茄子、生菜、芹菜等，少吃紅肉（即烹飪前呈現出紅色的肉，如豬肉、牛肉、羊肉）。

膽固醇

很多人提到膽固醇就會想到高血壓、冠心病、心血管閉塞等，但膽固醇並不是完全的毒素，它不僅作為身體的結構部分，還是合成許多重要物質的原料。

如果膽固醇過多沉積，要少吃紅肉、蛋類，多吃粟米、紅蘿蔔、海帶、蘋果等食物。

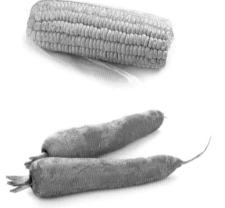

粟米中的膳食纖維，有助於有害物質排出體外。

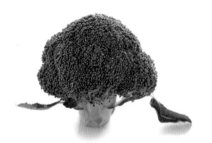

西蘭花中的抗氧化劑，能消除自由基。

研究表明，每天吃兩根紅蘿蔔，可使血液中的膽固醇降低10%~20%。

三酸甘油酯

這個名稱可能不被人們所熟悉，但說到血脂異常，會引起腦血栓、冠心病、腎臟病變，就有很多人知道了。三酸甘油酯高的症狀不明顯，如頭暈、頭痛、胸悶、氣短、耳鳴等，因此，中老年人最好定期體檢。

如果三酸甘油酯高，要少吃含大量澱粉、糖的食物；如果三酸甘油酯和膽固醇都高，那就要嚴格控制飲食和體重。

乳酸

勞動、運動後身體出現的痠痛、乏力、遲鈍等現象都和乳酸堆積有關。在乳酸堆積的情況下，肌肉會發生收縮，從而擠壓血管，使得血流不暢，造成肌肉痠痛、發冷、頭痛、頭重等症狀。

除了高質量的睡眠之外，進行一些舒展運動，多吃富含 B 族維生素的食物能有效緩解。

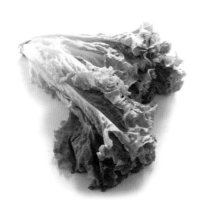

生菜具有殺菌、消炎和降血糖的作用，並有助於人體排毒。

水腫

人體內之所以會出現水腫，和肺、脾、腎等三焦各臟腑密切相關。除了中醫所說的濕毒，風邪襲表、瘡毒內犯、飲食不節、久病勞倦等也是水腫的成因。常見的水腫類型為下肢水腫、經期水腫、孕期水腫、腎水腫，而與之相關的疾病以水腫型肥胖最為常見，即生活中那些「喝水都會胖」的人群。

按照中醫理論，水腫分為陽水和陰水。陽水是指水腫由眼瞼、頭部迅速遍及全身，水腫的部位皮膚緊繃光亮，按下後迅速反彈，伴有經常口渴、小便赤澀、大便秘結等症狀，宜宣肺解表。陰水則是全身水腫、大便溏稀、小便不赤澀，宜溫補脾腎。

精神毒素

在長期加班、考試前夕等情況下，壓力山大、抑鬱、糾結、鬧心、暴走等詞語已經成為人們最常有的精神狀態的寫照。這些不良情緒會讓人處在緊張、壓抑的氛圍中，造成免疫力下降、內分泌失調、新陳代謝失常等症狀。

除了精神上的自我調節以外，常吃一些五穀雜糧、蔬菜水果，少吃油膩、刺激性食物，多出去走走，都會對排除精神毒素有所幫助。

8大 排毒迷思

想要排毒，最好是明明白白地排毒。半信半疑、稀裏糊塗地排毒只會讓你在排毒的道路上越走越偏，越走越累。下面這些問題具有適用人群廣泛、影響持續時間長的特點，讓你輕鬆、明白地排毒。

1

霧霾有「毒」嗎？

根據專家的最新研究，以北京為例，PM2.5 的主要來源分別是揚塵、燃煤、生物質燃燒、汽車尾氣與垃圾焚燒、工業污染、二次無機氣溶膠。毋庸置疑，它們都會對人體產生危害，可以認定為有「毒」。

遺憾的是，針對越來越嚴重的霧霾天氣，人們還沒有找到明確的解決辦法。就目前而言，人們能做的是減少在霧霾天出行，戴好口罩。在飲食上，要多吃清肺、潤肺的食物，增強肺的自我清潔能力——無論如何，肺是最大的受害者，保護它就是保護你自己。

2

足貼能排毒嗎？

足貼是近幾年比較流行的排毒產品，受到了年輕人的喜愛。關於這個問題，我們先來瞭解以下兩點。

首先，理清足療和足貼的關係。足療在中國已有悠久的歷史，包括熱水足浴法、足部按摩法和中藥足療法。足貼沒有相關的古籍記載，也不在足療的範疇中。

其次，明確足貼的成分。足貼的作用原理類似於膏藥，但成分不同。膏藥是用中藥開結行滯，以達藥效，而足貼中的成分是粉末，消費者並不能直接斷定成分來源。所以，在選擇的時候，最好慎重一些。

3

喝水能排毒嗎？

這個問題的答案是「能」。最實在的例子就是，喝水能夠刺激腸胃蠕動，幫助排便。還能夠調節體內水分，加速排汗，達到良好的排毒效果。

不過，喝水排毒也有講究。一是喝熱水排毒會更好，如果喝了涼水之後，導致腸胃不舒服，這樣的做法無疑是顧此失彼。

二是喝水不宜過多。大量喝水後，身體必須將多餘的水分排出，血液中的鹽分減少，吸水能力降低，一些水分會被吸收到細胞內，使細胞水腫，嚴重的還會造成水中毒，出現頭暈、眼花、口渴、昏倒等症狀。因此，靠大量喝水來減肥的做法是不科學的。日常飲水以不超過1.5 升為宜，也就是 3 瓶礦泉水的量。飲食中的湯、粥、蔬菜、水果都含有大量的水分，這部分也要計算在內。

4

來月經是排毒嗎？

在世界範圍內，女性的平均壽命要比男性多兩三歲，這和女性的生理結構有關。因為女性每個月都有一次重新激發身體造血機能、自我調節、自我完善的機制，那就是月經。月經是一種排毒方式，它讓老化的子宮內膜隨着經血排出，讓子宮煥然一新。月經和排汗、排便一樣，都是促進機體新陳代謝的幫手。可以説，月經是對子宮的一次大掃除。

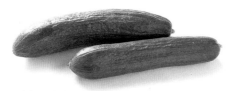

中醫認為黃瓜有利水利尿、
清熱解毒的功效。

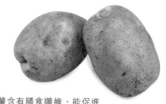

馬鈴薯含有膳食纖維，能促進
排便，預防便秘。

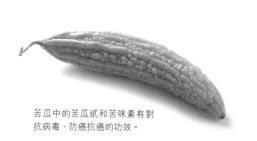

苦瓜中的苦瓜甙和苦味素有對
抗病毒、防癌抗癌的功效。

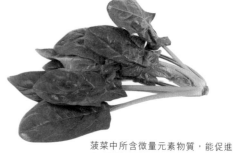

菠菜中所含微量元素物質，能促進
人體新陳代謝，增進身體健康。

5

吃青菜能排毒嗎？

人們常說的青菜多數是指綠葉蔬菜，其
所含的營養素主要是膳食纖維、維生素
等。從營養學的角度講，青菜裏面的營
養素沒有排毒的作用。

但它們都有各自的作用，比如抗衰老、
促進消化。從西醫的角度講，這就是排
毒了。從中醫理論上講，蔬菜的排毒效
果比較好，比如菠菜能滋陰平肝、苦瓜
能清熱去火、黃瓜能消腫利尿、馬鈴薯
能健脾利濕。聯繫到人體中的乳酸、自
由基、膽固醇，通過食療的方法緩解和
輔助治療，都是很有益處的。

6

想排毒就只能吃素嗎？

吃素的好處有很多，比如控制體重、預
防疾病、美容護膚等，但這並非絕對。
單純吃素會引發營養不均衡，比如缺鐵
性貧血、缺鈣、缺乏蛋白質等。如果想
要健康排毒，最好葷素搭配。很多營養
專家認為，經過科學安排的飲食搭配再
加上健康的生活方式，才能發揮更好的
效果，比素食更重要的是食物的結構，
而不是素食本身。

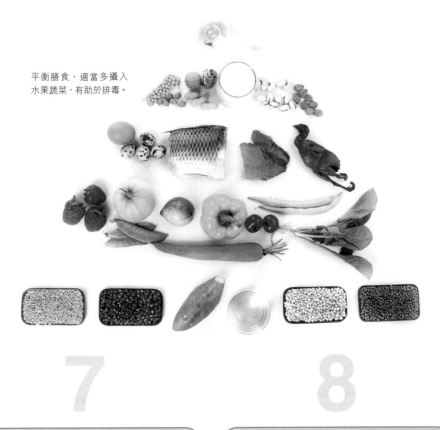

平衡膳食，適當多攝入
水果蔬菜，有助於排毒。

什麼食物最排毒？

吃一種食物就讓毒素全排出來，整個身
體都乾乾淨淨──這只是一個美好的想
像，並不現實。如果一定要回答，那只
能籠統地說，沒有最排毒的食物，只有
排毒效果比較好的食物，比如五穀雜
糧、蔬菜和水果，它們都是排毒養生的
好食材。

為什麼沒有禽肉、蛋類？難道這些食物
不能排毒？不是這樣的，只是以上適用
的人群更廣泛一些。水果的糖分比較
多，不適宜糖尿病患者食用。同樣的道
理，除了素食者、膽固醇高的人、風濕
病患者等人群不吃或少吃禽肉、蛋類食
物，一般人群可以根據自己的體質和需
求調整飲食。

哪些人不適合排毒？

身體比較虛弱的人不宜排毒，需要請教
醫生或專業人士進行調理。

年齡較大、身體不便的老年人不宜排
毒，以免影響正常的休息和調養。

腸胃炎、痔瘡症狀比較嚴重的患者不宜
排毒，需要醫生的指導和治療。

孕婦屬於特殊人群，一舉一動都關係着
小寶寶的健康安全。對於孕期便秘、孕
期水腫、妊娠斑、妊娠紋等問題，總的
來說，不宜食用寒涼、刺激的食物。產
婦不要急於恢復身材，應該在醫生指導
下進行調理。

你的身體需要排毒嗎？

身體毒素小測試

如果體內毒素蓄積，身體、情緒等方面的很多變化都會有所體現。現在不妨測試一下，看一看，你的身體需要排毒嗎？

1	起床時間不固定，四肢乏力。	9	失眠，即使睡著了也不踏實，多夢。
2	經常大量脫髮，而且髮質乾枯、分叉。	10	上午的時候就開始犯困，感覺特別累。
3	肚腩又大又軟，像游泳圈一樣。	11	口氣比較重，刷牙也無濟於事。
4	腰膝痠軟、尿頻、注意力不集中，容易忘事。	12	消化不好，看見喜歡吃的東西也沒有食慾。
5	一上火就長痘痘，尤其是額頭。	13	免疫力下降，流感一來就在劫難逃。
6	經常外出應酬，啤酒肚日益明顯。	14	膚色暗沉，沒有光澤，摸起來有些粗糙，經常瘙癢。
7	為了小事發脾氣，總控制不住。	15	女性月經量少，或經期短、顏色暗、不準時。
8	便秘，經常兩三天排便一次，有時候還會出血。		

測試結果

符合1~3項
身體狀態良好，稍微調整作息即可。

符合4~6項
身體狀態稍差，需要注意細節，進行簡單的排毒。

符合6項以上
身體已經不堪重負，需要嚴格規範日常生活習慣，全面排毒。

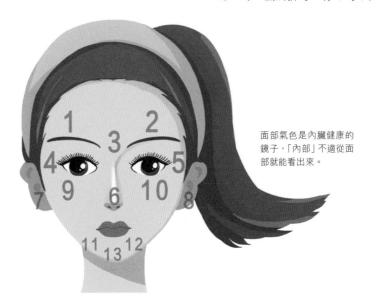

面部氣色是內臟健康的鏡子，「內部」不適從面部就能看出來。

一張圖告訴你哪裏中「毒」了

1、2區

額頭長痘、紅腫時，要注意情緒，因為這可能是心出問題了。少吃垃圾食品、肥肉，多吃降心火的食物會讓你舒舒服服的。

3區

額頭正中長痘、瘙癢往往代表心、肝出現問題。喝酒、熬夜、壓力大都會加重症狀。要少吃油膩的食物，注意休息。

4、5區

臉色灰暗、眼袋水腫、魚尾紋加深等情況表明腎臟負擔過重，要多吃一些清淡的食物，並適當補肝，多吃豬肝、豆製品等。

6區

鼻尖、鼻翼長痘，代表心火旺盛。如果鼻子出血、看起來很紅，有可能是肺熱所致，吃些清熱化痰的食物會好很多。

7、8區

耳朵代表了腎的狀況，耳廓呈紅色或紫色說明循環不好。要少飲酒，少吃精細食物，多運動，促進身體循環。

9、10區

臉頰發癢、紅腫可能是呼吸系統出現問題了。平時多呼吸新鮮空氣，吃些清咽利嗓、潤肺生津的食物就能改善。

11、12區

痘痘此起彼伏、出油多，這是激素水準異常在作怪，睡眠、水、蔬菜都不能少。女性來月經的時候，還要注意保暖，多喝熱水，綜合調理肝、胃、脾，讓美麗依舊。

13區

下巴長痘、瘙癢，這是消化系統的問題。平時多吃一些養胃的食物，如小米、南瓜、山藥等。

第二章

依時排毒
養好五臟六腑

很多想要排毒的人都想知道，有沒有簡單的排毒方法。其實簡單的排毒方法到處都有，重點在於能否堅持下來。對於工作繁忙、精力不夠的人來說，按照時間排毒可能是最實際的了。允分利用這個時間表，可以在最短的時間內達到最好的效果。

膽排毒
養好陽氣
壽命長

子時（23:00~1:00）

我們都知道，子時是晚上的 11 點到次日 1 點，在這個時間段裏，是膽經代謝最旺盛的時候。但這個時候，卻是一天中最黑暗的時候，陽氣剛剛生發。所以，這時候養膽就顯得很重要了。

子時最應該做的事：睡子時覺

俗話説：「騰不出時間睡覺，遲早要騰出時間生病。」睡眠非常重要，因為它是養陽氣的重要途徑。

好的睡眠能讓人精神飽滿，感覺一天的疲勞都消失得無影無蹤了。而且，睡醒之後會覺得心情很好，看什麼都順心。壞的睡眠就是該睡的時候沒睡，該醒的時候沒醒，醒了還覺得難受，甚至頭暈、噁心。

有的老年人晚飯吃得早，然後看看電視，八九點就睡覺了。剛睡兩三個小時就醒了，感覺肚子餓。從西醫的角度講，這是膽汁在分泌。而從中醫的角度講，這是因為體內的陽氣生發起來了，此時最重要的就是要滋陰潛陽，調節陰陽的平衡。

養陽最好的辦法就是睡覺。人體只有靜止不動，陽氣才不會受到消耗，才能慢慢生發起來。老年人比較怕餓，不吃東西能行嗎？也能行。但吃了東西，腸胃還要繼續工作，還要消耗體內的陽氣。老年人消化不好，陽氣也不足，這時候應該重新找找感覺，好好睡一覺。如果實在餓得屬害，可以吃些容易消化的食物，不能吃涼的、硬的食物。

有助於膽排毒的生活小習慣

想要排膽毒，首要就是養陽氣。身體內的陽氣足了，就不會遭受外邪的侵犯。那麼，怎麼養陽氣呢？請看下面的幾個妙招，讓你在冬天也暖洋洋的。

曬太陽

中醫認為「寒從腳下起」，患有老寒腿的老年人往往是陽虛體質，一到秋冬季節就開始難受。中午天氣好，不妨出去走走，曬曬腿，驅走體內寒氣。曬腿的時候要讓太陽光直射在雙腿上，隔着玻璃曬是沒有效果的。每次曬半個小時，然後來回走走，順便曬曬後背，感覺身上舒服了就可以。

拍打背部

　　背部是督脈和太陽經的循行部位，對全身陽經脈氣有統率、督促的作用。經常拍打後背，有利於督脈和太陽經的通暢運行，能激發體內的陽氣。閒暇的時候，雙手握拳，輕輕拍打背部正中的位置，每次10分鐘左右。當感到身上微熱之後，就可以停下來。

熱水泡腳

　　冬天的時候，人們都喜歡泡腳。泡腳之後，感覺身上就不那麼冷了。其實，

身體虛弱、陽氣不足的人，應該經常泡腳，不止是冬天。尤其是工作比較累的上班族和經常手腳冰涼的人，多泡腳對身體很有好處。

　　每天睡覺前泡腳能促進氣血運行，把體內的陽氣激發出來。在泡腳時可以加一些艾草或生薑等，能祛寒除濕、活血通絡。需要注意的是，泡腳時水溫不宜過燙，以38~43℃為宜。最好使用比較深的木桶，能把小腿整個放進去，這才是真正的泡腳而不是洗腳。

泡腳時水量要沒過腳背，若想要祛寒除濕、
活血通絡，需將整個小腿浸泡在水中。

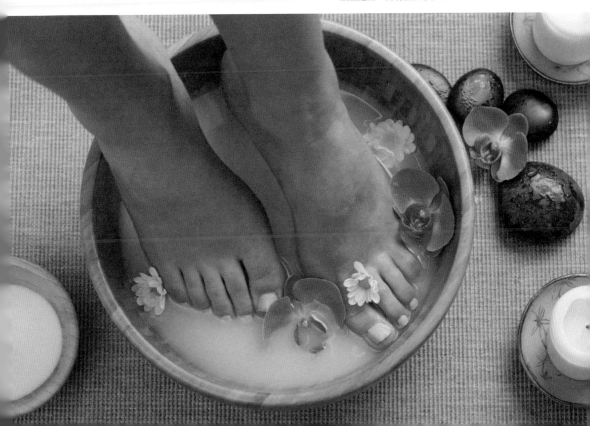

肝排毒
面色紅潤
氣血足

丑時（1:00~3:00）

現在的人壓力總是很大，所以熬夜已經成為司空見慣的事情了。尤其是好不容易做完手頭的工作，打算娛樂一下，大家去聚餐、唱歌，或者是回到家裏打遊戲、看球賽，將睡覺時間一拖再拖，甚至拖到了次日天亮。這些人對熬夜帶來的危害並不重視，嚴重損害了自己的健康。

丑時最應該做的事：熟睡

　　肝主藏血，《內經》說：「臥則血歸於肝」，「臥」就是睡覺，「血歸於肝」說的是全身的氣血歸於肝，由肝來藏血，重新做血的濾化。

　　醫學研究發現，人在靜臥狀態時，肝中的血流量可增加40%左右。此時，肝臟可以得到大量的血液、氧氣及營養的供給，非常有利於肝細胞修復和再生。但是，如果肝不藏血，肝中血流量嚴重不足，那些已經受損的肝細胞，就很難得到及時的修復，甚至可能加劇或惡化。而且，肝臟作為人體中最大的代謝器官，許多重要的生化物質，都在這裏進行合成或轉化；各種有毒成分也大多在這裏被分解，因此，肝臟的損傷往往是全身性的。

　　所以想保護好你的肝，首先每天都必須擁有充足、高質量的睡眠，一般成年人每天的睡眠時間為8小時左右。按照中醫的說法，子時和丑時，正好是膽經和肝經的運行時間，是肝膽兩經功能活動最強的時段。因此，在這段時間內，好好睡上一覺，是保護你肝臟的良藥。

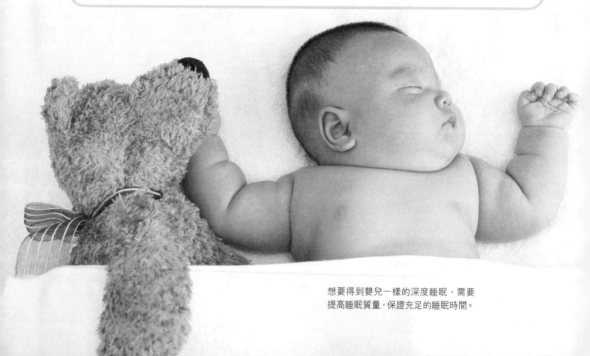

想要得到嬰兒一樣的深度睡眠，需要
提高睡眠質量，保證充足的睡眠時間。

有助於肝排毒的生活小習慣

喝酒會傷肝這是大家都知道的，尤其是男性經常出門應酬。女性較少喝酒，卻要更加注意對肝的保養。古人有「女子以肝為先天」的說法，如果肝的疏泄功能正常，肝經之氣調暢，太沖脈盛，月經就會準時到來，帶下也會分泌正常，孕育和分娩也會順利。如果肝失疏泄，會引發月經、帶下、胎產之類的疾病，嚴重者還會影響性功能或導致不孕症。所以，無論男女，都要注重養肝。

適當流淚

中醫認為，肝之液為淚。很多人大哭一場之後，就覺得心裏的不快、委屈、煩悶都有所減輕。這是因為肝主疏泄，人的情緒也需要及時疏導、整理，還要在適當的時候發泄出來。生氣、難過、委屈的時候哭一哭不僅僅是女性的專利，男性也有這樣的權利。不要覺得男人哭了就是沒面子，人難免處於低谷，難免遇到一時半會兒過不去的坎。如果一味壓制，就會嚴重損害自己的健康。同理，過於敏感、經常哭泣也會有副作用，像林黛玉一樣多愁善感就會氣血兩傷，過猶不及。

放鬆身心

養肝的重點在於自我調節，尤其是情緒方面的調節。經常抑鬱沉悶、胡思亂想、唉聲嘆氣的人，可以嘗試去景色優美的地方散心、聽一些曲調活潑的音樂、看一些幽默搞笑的電影，喜歡安靜的人可以讀讀散文，陶冶自己的情操，讓心靈來一次徹底的淨化。

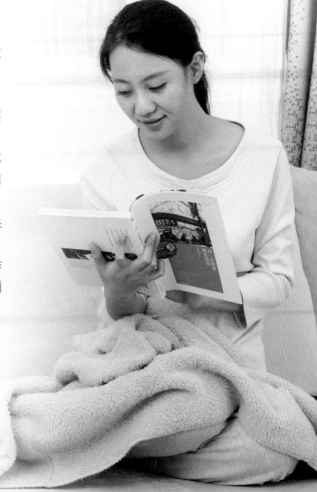

關上手機、遠離電腦，給自己留一點安靜的空間，有助於調節情緒。

肺排毒
晚上不咳睡得香

寅時（3:00~5:00）

凌晨 3 點到 5 點是十二時辰中的寅時，這個時候是肺經當令。一日之中，子時為陰之終點、陽之起點，它的到來即意味着陰氣漸退、陽氣萌生，而到了丑時肝氣逐漸蘇醒，氣血開始向外疏泄，隨後肺氣萌動。

寅時最應該做的事：熟睡

　　寅，演也、津也，從這兩個字中我們就可以看出，寅與水的關係非常密切。而這水在人體內不是血液便是津液，推動它運行的主要就是肺氣與肝氣。十二時辰中寅時之後就是 5 點到 7 點的卯時，卯時日照東方，人們從臥轉起，開始一天繁忙的勞作運動，其消耗最大的就是氣血津液，所以寅時，這黎明之前，人體所必須完成的最重要的準備工作，就是為新的一天調配好氣血和津液。

　　肺作為「相傳之官」，它受心主神明的委派和指令，主人身之氣、宣發與肅降氣機，因而此時肺會與肝的疏泄功能相配合，以調配氣血的運行，如果氣血調配不順，身體就很容易出現異常，這也是為什麼很多危重患者，常常會死於凌晨三四點鐘的原因之一。若家中有重病者，在寅時則要密切觀察患者的肺氣變化以防意外。所以，正常人在寅時最好是熟睡休息以養肺氣，而老年人清晨易醒，在寅時可平臥於床，導引吐納以安肺氣。

　　因此説，凌晨 3 點到 5 點的時候，應該是睡得最沉的時候。為了保證此時能睡得熟，最好在 11 點之前入睡，使人處於深睡眠之中。對於年輕人中越來越多的「夜貓族」來説，最遲也要在 1 點之前關掉手機和電腦，否則就會越晚越精神，出現不正常的亢奮狀態。

有助於肺排毒的生活小習慣

由於肺氣不足或是肺經受到「打擾」，寅時醒來時，可以閉着眼睛繼續躺着。清晨正好是陽氣生發的時候，靜躺可以安定心神，人體潛伏的陽氣也不易受到打擾。

適當晚起

都説「早睡早起」是好習慣，可早起的時間一般來説在七點比較合適，尤其是老年人。常聽到一些心臟病人死於凌晨三四點鐘，這跟肺經此時重新分配氣血有關。肺有「肅降」的功能，「肅降」就是清肅下降之意，有向下、向內、收斂的特點。肺氣以清肅下降為順，通過肺氣之肅降作用，才能保證氣和津液的輸佈，並使之下行，才能保證水液的運行並下達於膀胱而使小便通利。如果凌晨五點就醒了，説明體內的氣血太虛弱了，如果再起床運動，會大大加重心臟的負擔，這也是心臟病人死於凌晨三四點的原因。

多喝水，讓肺保持濕潤

中醫認為，「肺喜潤而惡燥」。氧氣和二氧化碳要先溶於水，才能穿過肺泡和毛細血管間的交換膜，進入血液和肺泡。因此，養肺要積極補充水分，讓肺保持濕潤。

一般來説，每天喝6杯水就足夠了。

其中，早上起來喝1杯水十分重要。這是因為，一夜的睡眠消耗了很多的水分，人體已經處於缺水狀態。這時候喝水，不但能滋潤肺部，還能潤腸通便，對身體十分有益。

多做有氧運動

人體動起來了，氣血運行就會順暢。運動還會調整呼吸，能增強肺的功能。步行是最簡便、安全的運動，但不是所有的步行都能增強肺的功能，我們吃完飯出去散步就沒有效果。

步行的時候最好比平常散步快一些，時間也要長一些，以半小時以上、背部慢慢出汗為宜。體質較弱的人可以逐步調整自己的節奏，不能急於一時。體質較好的人可以堅持慢跑，每天半小時左右即可。

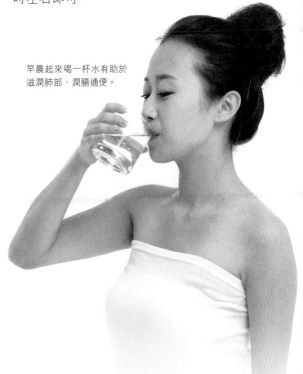

早晨起來喝一杯水有助於滋潤肺部、潤腸通便。

做些日常保養小動作

　　如果實在躺不住的話，可以做些小動作，比如用手梳頭、揉揉耳輪、按摩肚臍、摸搓腳心等，這些小動作都是日常養生的好方法，蘊含着按摩養生的奧妙，經常按揉，對身體大有神益。尤其是早上很早就起，完全睡不着的老年人，睡不着的時候就按一按，揉一揉。

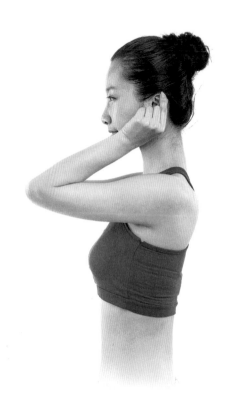

揉耳輪	
動作	耳輪是耳朵最外面向前捲曲的部分，用雙手指輕揉左右耳輪至發熱。
功效	使人神清氣爽、精神振奮。

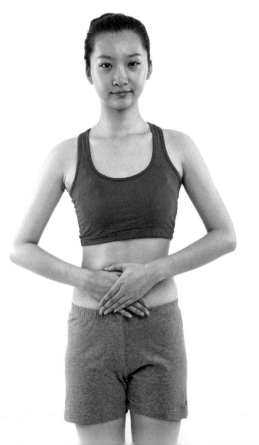

按摩肚臍	
動作	用手掌心的勞宮穴對準肚臍，先順時針再逆時針按揉。
功效	健胃和脾。

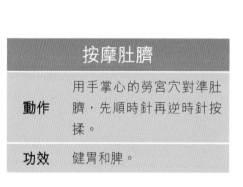

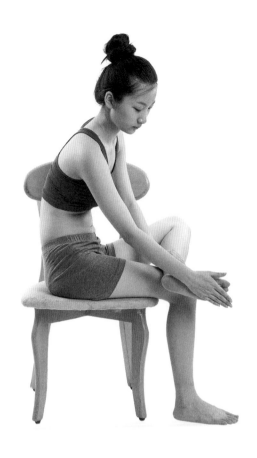

摸搓腳心	
動作	除拇指外，四指併攏，用指腹從腳跟向腳尖摸搓腳心部位。
功效	活血通筋，頤養五臟六腑。

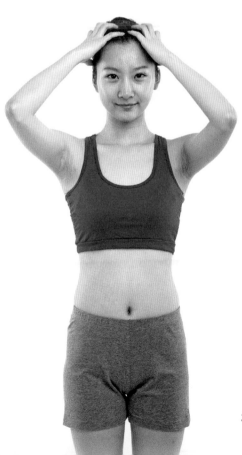

用手梳頭	
動作	雙手掌心與臉相對，五指張開，手指第一、二關節微彎曲。雙手由前額髮際開始慢慢向後梳頭，將雙手想像成一把梳子，慢慢梳理至後腦勺，重複此動作 3~5 次即可。
功效	按摩頭部經絡和穴位，有助於排肺毒。

卯時（5:00~7:00）
由於工作的原因，不少人都是在 7 點左右起床。因為着急去上班，這段時間可謂爭分奪秒，風風火火就出門了。可是，因為這樣，不少人錯過了這麼好的排毒時機。

卯時最應該做的事：排便

很多人都因為便秘感到苦惱，尤其是蹲在洗手間出不來，廁所異味，腳還容易發麻……總的來說，就是苦不堪言。卯時是大腸值班，如果在這段時間內排便就會很順利。

《素問·靈蘭秘典論》中說：「大腸者，傳導之官，變化出焉。」意思是說，大腸的主要功能就是傳導，將糟粕化為糞便。這和現代的西醫理論十分相似，都是將廢物排出體外。

現代醫學認為，食物進入人體以後在消化系統中的流通週期是24小時左右。食物經過消化吸收沉積下來的糟粕就儲存在大腸內，然後排出。在這24小時內，食物殘渣不斷堆積在大腸內。到了第二天，急需排出體外。而人的身體在卯時開始逐漸蘇醒過來，尤其是大腸，最需要在這時候排除毒素。如果這個時候不進行排便，這些東西在大腸內繼續堆積，就會影響身體健康。

很多人便秘的時候就開始吃藥了，尤其是一些減肥茶，都宣稱產品有清除宿便的功效。實際上，便秘不等同於宿便。便秘是一種常見症狀，而宿便是一種營銷概念。雖然減肥茶中都含有中藥成分，如蘆薈、決明子、番瀉葉等，但它們都是對腸道有刺激的藥物。一是缺少醫生的指導，還不夠安全；二是無法做到因人而異，對症治療，容易導致習慣性腹瀉，即使不怎麼吃東西也會壞肚子。

因此，如果出現便秘症狀，最好的做法應該是先去醫院檢查，瞭解病因，然後再深入治療。自己在家的時候可以根據病情，製作相應的果蔬汁、湯羹等，通過調節飲食逐步緩解便秘症狀。

有助於大腸排毒的生活小習慣

每天堅持按時排便，形成生物鐘是最好的大腸排毒法。但是，生物鐘的養成需要時間，不是一蹴而就的。我們需要先培養一種習慣，才能適應這種改變。

早起後空腹喝水

相信不少人都聽說早上起床後喝一杯涼開水的神奇之處了。喝一杯涼開水能刺激腸胃蠕動，促進排便。不過，這真的是對的嗎？

起床後喝一杯水，的確有促進排便的作用。但是，一杯涼開水帶給腸道的不僅僅是促進排便，也有可能是很大的傷害。

現代人的飲食越來越沒有節制，所以腸道受損情況十分普遍。很多人別說喝涼水了，就是喝溫水都能壞肚子，痛苦不堪。

對於這些人來說，早起喝一杯涼開水弊大於利。不妨將涼開水換成溫熱的水，對腸道少些刺激，多些保護。而且，喝水的時候，最好是大口大口地喝，小口只能解渴潤喉，達不到促進排便的效果。

清晨第一杯水很重要，蜂蜜水或淡鹽水能夠緩解便秘。

自我情緒調整

研究發現，久坐不動的人最容易便秘，比如司機、文員等，一些孕婦和產婦也是便秘的高發人群。除了控制飲食之外，還有一點很重要，就是自我情緒調整。

很多便秘的人總是想，已經兩天了，我怎麼還沒去洗手間呢？殊不知，這種焦慮的心情容易導致上火，反而會加重便秘的症狀，形成惡性循環，越著急，越是沒有便意。

另外一種情況是，一部分人已經適應了便秘，於是拿着手機，一會兒玩遊戲，一會兒刷微博。蹲在馬桶上，一蹲就是半小時。半小時之後，沒什麼感覺，開始著急了。可是，經常性的注意力不集中，已經導致排便肌肉精細控制能力下降。再怎麼用力，肌肉也緊張不起來，無法順利排便。

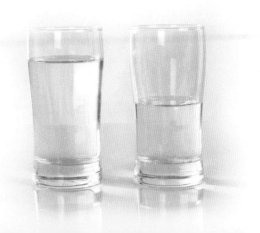

胃排毒
要想養生 先養胃

辰時（7:00~9:00）
人們形容少年像剛升起的太陽，象徵着生命的朝氣蓬勃。在一天之中，辰時就代表着這種朝氣。太陽出來後，天地間一片生機。

辰時最應該做的事：吃好早餐

很想要減肥的人總是不吃早餐，理由就是吃了容易胖。其實，人的脾胃運化能力和個人體質有關。一般來說，辰時是脾胃運化最好的時候，也就是消化能力最強的時候。中醫認為，辰時陽氣較盛，所以脾胃的運化功能較強。這時候吃一點早餐怎麼會説胖就胖呢？而且，如果該吃早餐的時候不吃，讓肚子空着，等一兩小時後，胃就開始抗議了：胃會過多地分泌胃酸，長此以往，容易引起胃病。

減肥的人通常會減少主食的攝入量，尤其是午餐和晚餐。有些人為了迅速減肥，連早餐都不吃。這種做法是要絕對禁止的。

首先，不吃早餐會讓胃受到傷害，如胃痛、胃酸等。加上沒有能量供應，還會出現頭昏、無力、心慌、出汗等症狀，時間長了，還容易引發低血糖。

其次，不吃早餐對學習和工作都有很大的影響。人體出現疲勞、倦怠、精神不集中的症狀時，自然沒有精力進入狀態，進行學習和工作。

此外，不吃早餐會讓人體對午餐和晚餐的需求加大。空腹的時間變長，每餐的飯量也就會增多了，從而使胃的消化吸收功能增強，吃進去的食物就會被完全吸收。這樣計算下來，靠不吃早餐來減肥不但沒有效果，還會適得其反。因此，適當吃早餐，合理控制午餐和晚餐才是正確的做法。

怎麼吃早餐最健康？

　　俗話說「早吃飽，午吃好，晚吃少」，老祖宗的話都是有一定道理的。早上要吃飽，只有這樣，人才有足夠的精力完成一上午的工作或學習任務。雖然都要吃飽，但不同人群的側重點有所不同。

　　兒童處於生長發育的重要階段，尤其是長個子、學知識、換牙齒，要注意補充鈣和蛋白質，如牛奶、豆漿、果汁和雞蛋、全麥麵包、素包子等，少吃甜食。

　　青少年則需要更多的鈣來幫助身體發育，同時需要增加更多的維生素，提高水果和蔬菜的比重，控制食物中熱量和脂肪的攝入，以免造成體重增長過快。

　　處於上有老、下有小階段的中年人身上肩負重擔，除了要保持合理飲食外，別吃太快，以免損傷脾胃。早餐不要喝冰的東西，不喝過燙的咖啡，從早餐就開始養胃，讓胃健康到老。

　　老年人消化能力弱，早上以喝粥為主，既能開胃，又能養胃。搭配素包子和幾個小菜，就是不錯的早餐。

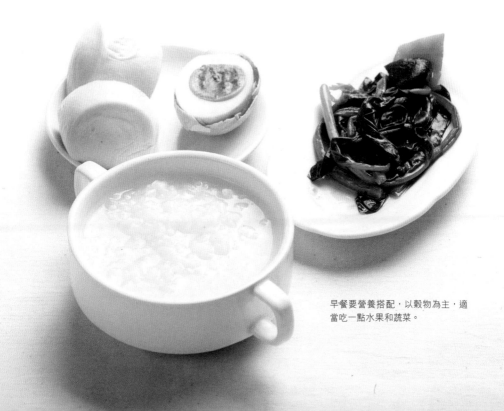

早餐要營養搭配，以穀物為主，適當吃一點水果和蔬菜。

有助於胃排毒的生活小習慣

我們的胃總是處於工作狀態，休息時間是十分有限的。而胃病是三分治、七分養，大部分的努力還是靠我們自己。和胃有關的多數都是吃，只要管住嘴，養胃的工作就做好了一半。

早上吃薑

古人有「早上吃薑，勝過吃參湯；晚上吃薑，等於吃砒霜」的説法。意思是説早上的時候身體的陽氣有待升發，吃點生薑可以健脾溫胃，為一天的消化吸收做好準備。而根據現代醫學，生薑中含有揮發性物質，能加快血液循環、興奮神經，使全身變得溫暖。

晚上陽氣收斂、陰氣外盛，多吃清熱、下氣消食的食物有利於夜間休息。而姜的辛溫發散作用會影響人們夜間休息，且產生內熱，出現上火的症狀。

現在的飯桌、酒桌很多，在外應酬時難免要大吃大喝。但人的胃能力有限，加上大量脂肪、熱量的堆積，會對脾胃造成極大的傷害。消化不好的人還會因為胃部滯脹而難以入睡，所以，晚上最好少吃，應以鬆軟、好吸收、清熱、消食為主。

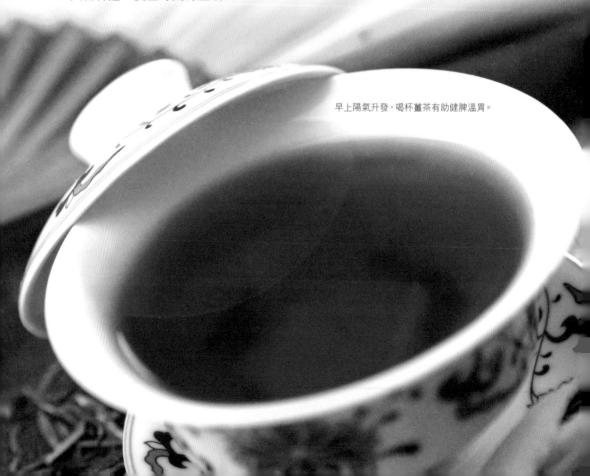

早上陽氣升發，喝杯薑茶有助健脾溫胃。

細嚼慢咽

小孩子吃飯的時候，大人都告訴他要細嚼慢咽，但大人自己總是做不到。尤其是上班之前沒時間吃早餐，匆匆應付了事；下班之後特別餓，回到家就狼吞虎嚥。

在短時間內大量、快速進食，會給胃帶來很大的負擔。胃的消化能力有限，食物不能與胃液充分混合，不容易吸收。而細嚼慢咽會讓食物與胃液充分混合，大大提高營養吸收率。所以，吃飯的時候最好慢一點，再慢一點。做不到的人可以學習一下沒牙的老太太，雖然她們的牙口不好，但能堅持喝粥、細嚼慢咽，對營養吸收十分有益。

飯吃七分飽

食不過飽是中國的傳統養生觀念，在很多地方都有相關的順口溜，如「若要小兒安，三分饑與寒」、「吃飯七分飽，活到九十九」等。

近年的科學實驗證明，無論是單細胞動物還是哺乳動物，如果將正常飲食減少30%~40%，則壽命能延長30%~60%。目前國民的平均壽命已超過70歲，如果在營養均衡的基礎上只吃七分飽，完全可以長命百歲。

過饑或過飽，對人體健康都是不利的，只有恰到好處才能使脾胃消化、吸收的功能正常，身體得到滋養。這個恰到好處就是七分飽，那七分飽是怎樣的感覺呢？

我們先回想一下十分飽是什麼感覺：什麼都吃不下去了，連水都不能喝了。九分飽大約是勉強能再吃兩口，但每一口都感覺很痛苦；八分飽大約是胃裏已經滿了，還能吃幾口，沒有痛苦的感受；七分飽大約是胃裏沒有滿，但不是很想吃了，如果這時候停下筷子，下一頓吃飯之前不會覺得餓。所以，七分飽的感覺比較微妙，需要細細體會。

脾排毒
輕鬆甩掉小肚腩

巳時（9:00~11:00）

每天上午的 9 點到 11 點，是十二時辰中的巳時。這裏的「巳」字是起來的意思，在中國傳統文化中巳時的到來，意味着自然界中的萬物盛長而起。人的身體也像自然界中的萬物一樣，處於蓬勃向上的狀態。

巳時最應該做的事：適當運動

現在的人整天坐在辦公室裏，一坐就是一天，全身肌肉都是鬆弛的，尤其是肚腩，十分綿軟。這時候，就需要幫助脾排毒，適當動一動了。

這是為什麼呢？脾居於人體的中央，它通過胃受納腐熟水穀，隨後將運化而成的氣血、津液，上傳於心肺、輸佈全身，將糟粕下行於腸和膀胱，排出體外，就像一個來來往往、四通八達的驛站，所以在十二經脈中脾經與十二時辰中巳時相配，巳時為脾經當令。

我們從中可以看出，脾經當令的巳時有兩大特點。一方面，此時是純陽之時，五行中火能生土，脾只有得到陽氣的蒸騰，才能運化水穀、化生氣血；另一方面，五臟中脾居中焦，脾需依賴於肝氣的疏泄，氣血方可進進出出、通達全身。

古人造「脾」字時，為什麼要在月字旁加上一個卑呢？它是在告訴你，脾就像一個卑微的丫鬟、僕人，整天忙忙碌碌地在迎送、服務來自四面八方的賓客。所以取一日之中的巳時健脾的意義在於：第一脾要溫，它厭濕喜燥，養生保健時當以火生土，以氣助運；第二脾要動，人體中無論是食物聚集、水濕停滯，還是肝氣鬱積、脾運不動均是病。脾的功能正常，則肌肉發達豐滿，壯實有力。若脾胃失調，就會出現肌肉鬆弛、四肢無力、食慾下降等症狀。現在的小孩子經常被家長監督着長時間學習，活動的機會較少，就會出現虛胖，有的小孩身體越來越差，這都和脾有關。

有助於脾排毒的生活小習慣

在日常生活中，我們只要稍稍改變自己，就能發現很大的收穫。如改善行走姿勢，每天抬頭、挺胸、收腹，這樣做的話，腰腹的脂肪消耗加快，身體也會顯得挺拔。

吃完飯站一會兒

我們吃飯的時候是坐着的，可是吃完飯就不要坐着了。很多人吃完飯最喜歡坐着，然後和朋友聊天，脂肪逐漸堆積。日積月累，女性最討厭的小肚腩出現了。

飯後30分鐘內如果保持不動的狀態，最容易形成腹部脂肪。所以，吃完飯後不要立即坐下或睡覺，最好能保持站立的形式，如出去散步、收拾屋子、整理辦公用品、澆花、給魚缸換水……這些日常生活中最常見的小事，往往是解救小肚腩的最大助力。

貼牆半小時

如果吃完飯沒什麼事做，那就利用時間，好好瘦一下。吃完飯後，背對着牆，緊貼在牆上。盡量讓後腦勺、肩膀、臀部、小腿肚、腳跟都貼着牆，有意識地深深呼氣，收緊腹部，然後放慢呼吸的節奏，保持均勻、穩定的狀態。

貼牆直立的時候，最好穿平底鞋或運動鞋，千萬別穿高跟鞋，以免跌倒。剛開始的時候，可以試着直立5分鐘，根據自己的身體狀況慢慢延長即可。

飯後散步

我們知道，飯後散步有助於消化，但不少人走着走着，反而覺得胃裏更不舒服了。這是為什麼呢？孫思邈在《千金翼方》中說：「平日點心飯後，出門庭行五六十步，中食後，行一二百步，緩緩行，勿令氣急。」意思是說，飯後散步要慢走，走一兩百步後需要適當休息，不能走得太快。

飯後不要急於坐臥，澆澆花、散散步，或者抹碗、收拾屋子。

午時（11:00~13:00）

午時指的是我們平常所説的中午時分，也就是每天的 11 點到 13 點之間，所以又被稱為「日中」。這時候太陽高懸於人的頭頂之上，直射於下光芒萬丈，投向地面的陰影最短；因此它被中醫認定為一天當中陽氣最為充盛之時。午時還是人體十二經脈中心經的當令之時，所以在十二時辰中最適合養心的，就是每天的中午時分。

午時最應該做的事：小睡半小時

午時養生最主要的兩件事就是吃午飯，睡午覺。正確的順序是先睡午覺再吃午飯。有些人恐怕要説了：「我一直都是吃完午飯再睡午覺的啊！」雖然這是我們長久以來形成的習慣，但其實是不正確的。從早上起床開始，陽氣一直處於上升階段，但是午時開始時，陽氣到達頂峰轉為往下走，此時，陰氣初生，陰陽相交。這時是最佳的休息時間，所以最適宜午睡，而不是吃午飯。而且，吃完午飯就睡覺也是不科學的。因為吃完飯，胃裏的食物正需要消化呢，可睡眠會影響消化，進而胃病、肥胖症就找上門了。

研究表明，午覺是效率最高的一種睡眠。人體除夜晚外，白天也需要睡眠。白天的睡眠需求往往被工作、學習所掩蓋，或者是被咖啡、酒等具有神經興奮作用的飲料所消除。然而，學習或生活任務完成後，會導致生活節奏突然慢下來、不再喝咖啡或酒時，人就會覺得異常疲憊。

比於體力勞動者，腦力勞動者對午覺可能有更深入的體會。午睡後，工作效率會大大提高。有資料證明，在一些有午休習慣的國家和地區，其冠心病的發病率要比不午睡的國家低得多，這與午休能使心血管系統舒緩，並使人體緊張度降低有關。所以，有人把午休比喻為最佳的「健康充電」，是有充分的道理的。

按照西醫的理論，人們在入睡80分鐘後，由淺睡眠進入深睡眠。在深睡眠階段中，大腦各中樞的抑制過程明顯加強，腦組織中許多毛細血管網暫時關閉，腦血流量減少，機體的新陳代謝水準明顯降低。

如果人們在深睡眠階段突然醒來，會造成大腦出現供血不足，導致身體感覺非常難受，而這種不適感覺大約要持續30分鐘左右才會逐漸消失。因此，午睡時間不是越長越好，最好是在1小時以內，這樣既能有效消除疲勞，又不至於睡得過沉而不易醒來。

如果睡不着也沒關係，閉眼睛瞇一會兒，對身體也是非常有好處的。古人說，寧靜而致遠。午睡的時候，心歸於沉靜，其實也是一種養神的好方法。很多失眠都與心火過旺有關，每天堅持午睡，心火慢慢就會降下來。

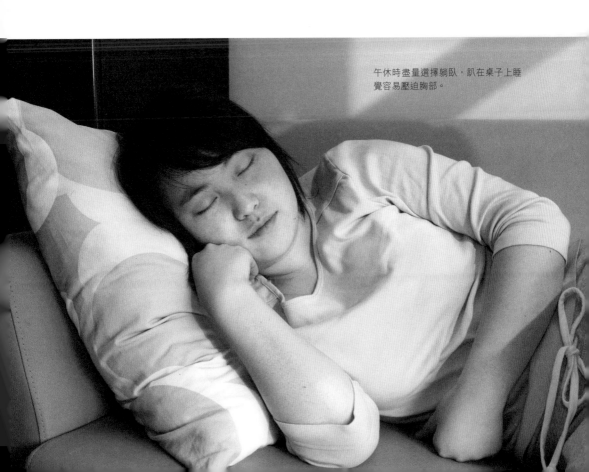

午休時盡量選擇躺臥，趴在桌子上睡覺容易壓迫胸部。

有助於心排毒的生活小習慣

由於中午的時間多半用來吃飯和休息；因此，記住幾個簡單的小習慣，可以縮短排毒所需的時間，讓人精力更充沛。

大笑有益心臟健康

早期研究表明，壓力及其他負面情緒會導致血管收縮，降低血流量。而近期的一項研究研究了相反的情況，即積極情緒是否會擴張血管。研究發現，觀看喜劇片時，參試者血管擴張，而觀看壓抑的影片時，參試者血管收縮。為了保證血流量的暢通，生活中要多笑笑，把事情看得淡一些。

適當緩解壓力

除了先天性心臟病以外，心臟病發作都與不好的生活習慣有關，近年來越來越多的過勞死事件都印證了這個事實。超負荷工作、熬夜、長時間加班都會讓人的身體處於崩潰邊緣。

過度勞累、長期的精神緊張，使得人體的中樞神經調節受影響，引發心臟的負荷加重。而有意識地緩解壓力，在工作問題上多溝通，經常進行積極的自我暗示，保持身體健康才能更好地工作。

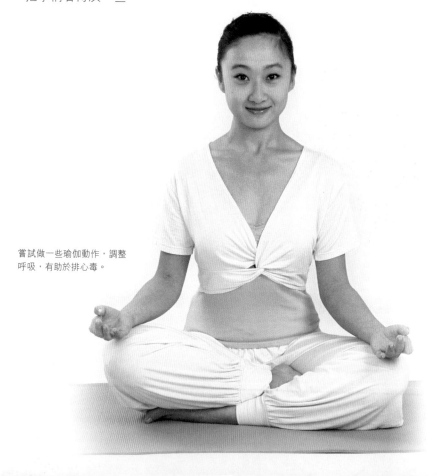

嘗試做一些瑜伽動作，調整呼吸，有助於排心毒。

常散步、遊玩，放鬆心情

人們時常說，山裏的水甜，空氣也好，特別養人。環境對人體的影響不僅表現在水和空氣這些必備的生存條件上，更表現在對人精神上的影響。

道家講究無為，佛家參禪打坐，都是讓人心神清淨的好方法。生活在嘈雜、污染嚴重、節奏快的都市中，難免會心浮氣躁。多去環境幽靜的郊區或景區散步、遊玩，在呼吸新鮮空氣的同時，把肩上的重擔放下，人的心理壓力就會大大減輕。

多做深呼吸

深呼吸可以增加肺的通氣和換氣量，提高血氧飽和度，促進全身各器官、各系統充分發揮功能。另外，還可以促進肺部血液循環，有利於肺內代謝產物順利排出。在空氣新鮮的戶外，有意識地多做深呼吸對身體十分有益。此外，精神緊張的人多做深呼吸還能刺激肺泡牽張器，引起副交感神經興奮，從而能放鬆身體，緩解緊張情緒。

按揉中指指尖

每天午時，可以按揉中指指尖三分鐘，力度不要太大，以微痛可忍受為度。中指指尖的位置上有中沖穴，是手厥陰心包經的井穴，具有蘇厥開竅、清心泄熱的功效，為常用穴之一。經常按揉中指指尖，對心慌、氣短、胸悶不舒有很好的調養作用。

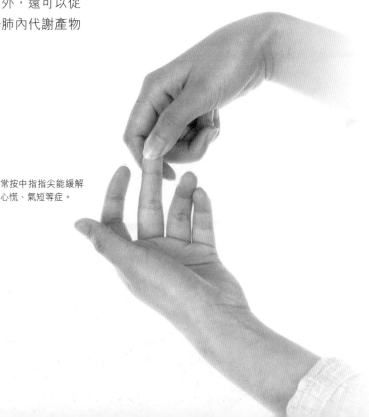

常按中指指尖能緩解
心慌、氣短等症。

未時最應該做的事：吃完午餐

午看到這裏，相信不少人開始疑惑了：午時不是剛吃過午餐嗎？怎麼未時還要吃午餐呢？別急，仔細看一下，午時是先休息，再吃午餐。未時是吃完午餐，準確地説，是在下午1點之前吃完午餐。

小腸在體內位於腹中，上接幽門，中連胃部，下接闌門，與大腸相通，是一個較長的管狀器官。小腸與心借助經脈相互連結，互為表裏。《素問·靈蘭秘典論》説：「小腸者，受盛之官，化物出焉。」這説明小腸是體內食物消化吸收的主要場所。小腸能分清濁，即把精華送入脾，形成水穀精微，有利於人體吸收；把水液送入膀胱，形成小便；把糟粕送入大腸，形成大便。可以説，小腸就是一個工作認真的營養師，把人一天所需的營養進行分類、整理和歸納，然後將食物中的糟粕排出體外。

一旦小腸出現問題，那麼身體就會出現腹痛、腹脹、腹瀉、便溏等症狀。因此，要想保證食物較好地消化吸收，就要保養小腸。

從吃午餐開始，經過牙齒的咀嚼和胃部的初步消化，需要一定的時間。如果要在小腸開始工作時吸收營養，就要在下午1點之前吃完午餐。所以，將午餐時間定在12點半，更有利於營養的吸收。

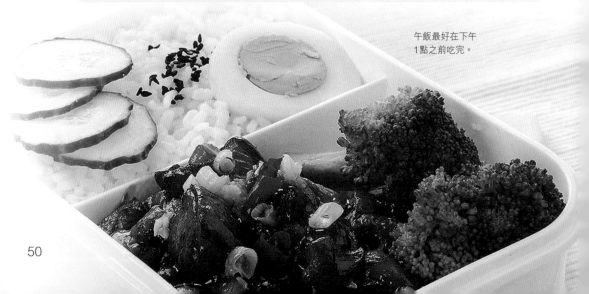

午飯最好在下午1點之前吃完。

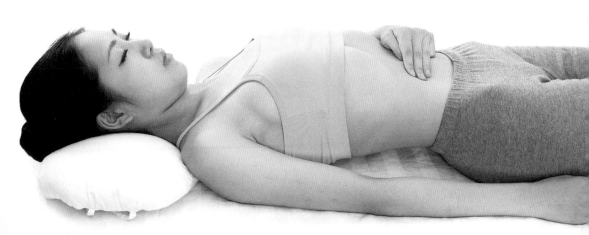

順時針按揉腹部是順着小腸運動
的方向，有利於緩解便秘症狀。

有助於小腸排毒的生活小習慣

中醫認為「過午不食」，這段時間儘量避免再進食，讓小腸充分吸收營養。此外，患有心臟病的人要額外注意，午後的這段時間常有胸悶、心慌的症狀，這是因為心與小腸互為表裏，小腸工作的時候就會影響心的功能。

喝水也有竅門

前面講喝水要大口大口地喝，這樣有助於排便。這裏再說另外一條。一些人不愛喝水，即使口乾舌燥也不願意喝。這怎麼辦呢？在水裏加點「料」。綠茶、蜂蜜、鹽、醋都能放進水裏，而且有助於排便。每個人口味不一樣，只要找到自己的口味就能把平淡無味的白開水變成自己愛喝的飲料，何樂而不為？

順時針按揉腹部

唐代名醫孫思邈認為「腹宜常摩，可祛百病」。常揉腹部能促進胃腸蠕動、強健脾胃，對治療便秘很有好處。

按揉時兩掌重疊，將手心扣在肚臍上，稍微用力，沿順時針方向按揉。注意力度不要太大，只要感覺有些壓力就行。一旦有便意，就馬上去洗手間。冬天的時候有些人手比較涼，最好將雙手搓熱後再揉，以免手上涼氣刺激到腸道，引起腹瀉。

申時（15:00~17:00）

膀胱在臟腑中，居最下處，是人體最重要的排毒通道，並與腎相表裏。當膀胱出現問題時，一定要引起重視，因為這些問題多半是和腎有關。

申時最應該做的事：及時小便

水液通過肺、脾、腎三臟的作用佈及全身，發揮着濡養機體的作用。被人體利用之後的津液經過腎的氣化作用升清降濁，清者回流體內，繼續濡養身體，濁者則被送於膀胱，變成尿液。膀胱是人體水液匯聚之所，所以被稱為「津液之腑」、「州都之官」。

膀胱的貯尿和排尿功能，全賴於腎的固攝和氣化功能。如果腎氣的固攝和氣化功能失常，則膀胱的氣化失司，開合失權，就會出現尿頻、尿急、遺尿、小便不禁等症狀。所以，膀胱的病變多與腎有關。

很多人都有憋尿的習慣，雖然這不是人們自願的。最常見的就是外出時的公廁氣味不佳或排隊太久，人們就會選擇憋着。還有一些學生，上課時間不好意思去洗手間，下課時間大家蜂擁而入，洗手間被圍得水泄不通。着急上班的上班族也是憋尿的主要人群，尤其是早上上班爭分奪秒，這時候不走就會錯過公交車，諸如此類，都是要憋着。

憋尿會使膀胱的開合出現故障，長期下去就會引發腎的病變。如果尿液中的有毒物質不能及時排出體外，容易誘發膀胱癌。研究表明，有憋尿習慣的人患有膀胱癌的可能性要比普通人高出3~5倍。因此，我們應養成及時排尿的習慣。

有助於膀胱排毒的生活小習慣

在申時這個時段，氣血運行到腦部，是大腦記憶力最好的時候。但事實往往相反，此時的人們總是被煩悶、倦怠、口乾所折磨，這是因為膀胱已經出現了問題。

小便時咬緊牙根

膀胱與腎相表裏，膀胱最活躍最旺盛的申時千萬不要憋尿。而且，小便的時候最好不要說話，應該咬緊牙根。五臟之中腎主骨，腎好的人就不會腰膝痠軟、渾身無力。牙齒也是骨骼，還是人體中最堅固的骨骼。小便的時候咬緊牙關就能收斂腎氣，不讓腎氣外泄。

同時，不能用力小便，否則容易耗損腎氣。正確的小便方法是咬緊牙根，自然便出。如果不能便出就是腎的問題，要去醫院仔細診治。

按摩小腹

小便不順暢或者尿頻、尿急、尿痛的人可以嘗試按摩小腹，有很好的效果。具體方法是：兩手重疊，用手心順時針按摩小腹20次，再逆時針按摩20次，最後用掌根從小腹中央向下推按至恥骨聯合上緣。這樣按摩有清濕熱、利膀胱的功效，每天3分鐘左右即可。

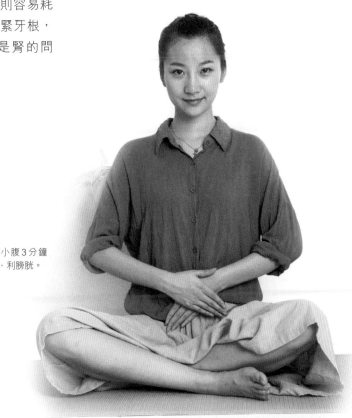

每天按摩小腹3分鐘
能清濕熱、利膀胱。

運動時出汗又出聲

很多老年人都喜歡晨練，一是睡不着，二是早上空氣清新。其實，下午3點到5點才是一天之中最適宜鍛煉身體的時間。

古人曾說「申時，動而汗出，喊叫為樂」，意思就是申時運動要讓身體出汗，還要帶點兒聲音。舉個簡單的例子，運動的時候出汗會讓人覺得舒服，而天氣悶熱時出的汗讓人覺得厭煩。這既包含了心理差異，也包含了實際效果的差異。

有研究表明，運動出汗能加快人體的體液循環和代謝過程，將體內堆積的乳酸、尿素、氨等毒素排出，所以讓人覺得舒服。不過，運動出汗要適度，尤其是中老年人、慢性病患者和體質比較弱的人。比較合適的運動如太極拳、八段錦等，稍微出汗即可。

至於「喊叫為樂」，則是倡導運動的時候要出聲。一方面，出聲可以使清氣上升、濁氣下降，促進血液運行。另一方面，出聲能把心裏的愉悅、悶氣都抒發出來。愉悅的心情可以相互感染，非常適合搭伴運動的人，抑鬱的心情可以因此得到宣泄，心裏的不舒服感覺就會減輕。所以，運動的時候喊喊口號、哼着流行歌曲，對身體有益。

善於喝水

老睡前喝一點水：熱衷美容的人都知道，睡前喝水會導致水腫，尤其是眼睛。但這個說得不夠全面，是睡前大量喝水會導致水腫。而且，喝水太多容易起夜，對膀胱排毒也是有危害的，因為很多人都是天亮才去洗手間。但是，喝一兩口水是沒有問題的，而且能補充體內水分。老年人臨睡前喝點水，可以降低血液黏稠度，從而降低腦血栓的風險。尤其是秋天空氣比較乾燥，喝點水能滋潤呼吸道，幫助入睡。

運動後慢慢喝水：因為運動的關係，身體內流失了很多水分。很多人在打球、慢跑之後都能喝一瓶水，而且喝的速度很快。其實，這樣容易造成水中毒，對身體的危害很大。而且，一次性大量喝水，對膀胱的壓力也很大。運動之後，喝水速度要慢，先喝一兩口解渴，感覺心跳平穩之後，可以多喝一些。這樣做不但有利於補充水分，對膀胱、心臟都有好處。

善用「不求人」

「不求人」就是人們常說的「癢癢撓」。顧名思義，就是用來給老年人撓癢癢的。老年人的身體不夠靈活，也夠不着後背的位置，用了「不求人」，就能夠到背部的任意位置。可以說，「不求人」是老年人的好幫手。不過，經常用「不求人」可能會對皮膚造成損害，尤其是破皮、潰瘍等，建議不要過多使用。

而這裏要講的，是「不求人」的妙用。要知道，背部是膀胱經的循行路線，經常敲打、按揉有利於促進膀胱經氣血的流通，對精神不集中、疲勞、犯困等症狀都有很好的療效。在夠不着背部或者不方便的情況下，隔着衣服，用「不求人」輕輕敲打背部是很簡便的家庭養生法。還有一種「不求人」是頂部帶球的，中間用彈簧連接，比較有彈性，更適合用來敲打背部。

用「不求人」敲打背部的時間並不固定，但在申時敲打能迅速緩解疲勞、提神醒腦。敲打的次數也不固定，只要身體感覺舒服就可以隨時敲打一下，力度不要過大即可。

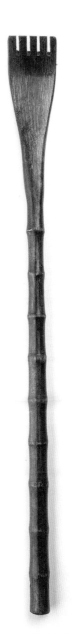

常用「不求人」敲打背部能促進膀胱經氣血流通。

酉時（17:00~19:00）

《景岳全書》中有這樣一段話，「善養生者必寶其精，精盈乃氣盛，氣盛則神全，神全則身健」。而五臟中藏精者惟有腎，腎氣足、百病除，腎氣虛、百病欺。酉時是人們保養腎的最佳時間，千萬不能錯過。

酉時最應該做的事：喝水

　　每天下午5到7點，是十二時辰中的酉時，又稱日落、日沉。酉，是指萬物到了此時都會收斂。在天干地支中，酉位於正西方，五行中屬金。太陽清晨從東方升起，傍晚從西方落下。

　　按照十二時辰與十二經脈的相配規律，這時候人體的氣血就如同在外奔忙勞累了一天的人，回家休養生息。申時與膀胱經相配，膀胱為腑主通主瀉；酉時與腎經相合，腎為臟主收主藏。所以到了酉時，人應減少工作，才能將一天吸收運化所得的氣血精華儲存起來，封藏於腎以備明日之用。

　　現在不少人的養生觀念，只關注於「補」，卻忘記了「守」，這是不對的。如果只是一味地進補，卻毫不珍惜已有的精氣，揮霍無度，即使你補得再多，那也是一個無底洞。就拿腎中所藏之精來說，其來源有二：一是來自於父母的先天之氣，它隨着年月的流逝會越來越少；二是來自於脾胃由水穀精微化生的後天之氣，即便它可源源而來，但也得脾胃運化正常、腎氣收藏才行。因而人的身體除了補之外，還需要守，需要藏。

　　在下午5點前喝水，可以清理膀胱，因為那時是身體的排泄高峰。到了5點後，如果能再補充一杯水，則可以完全清除膀胱裏殘餘的垃圾，並且能減少尿液中的垃圾在腎臟的沉積，進而能夠達到同時清理腎臟和膀胱的雙重功效，全面保護我們的身體。

　　腎作為人的先天之本、陰陽之本，它直接維繫着體內的陰陽平衡，因而人體養生保健的關鍵就是「固腎保精」，但補腎氣，並不一定要服用鹿茸、冬蟲夏草、龜板、鱉甲，大補、猛補。辨以虛實、給予補瀉，注重腎陰腎陽的平衡與協調才是上策。

有助於腎排毒的生活小習慣

多踩鵝卵石小道

　　足跟為少陰腎經起源之地，人若想要養腎、護腎要從「動足」開始做起。此時就應多外出運動，如在鋪設着鵝卵石的健身小道上、公園的草地中，行走邁步以激發體內的腎氣。因為在人體的十二經脈中，有六條在腳部交匯；所以足部保健穴位很多，僅足踝以下便有33個經穴，特別是主管人體生長發育的足少陰腎經，就起始於足底湧泉穴處；所以多運動、多行走，多增加對足部的刺激，能起到一定的保健養生、防病健身作用。

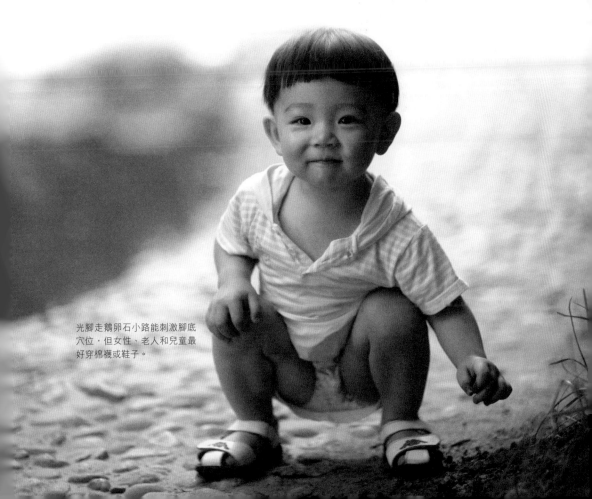

光腳走鵝卵石小路能刺激腳底穴位，但女性、老人和兒童最好穿棉襪或鞋子。

晃動腰身

很多人說「腰好腎就好」，這是有一定道理的。自然端坐於沙發、凳椅或床邊，雙手叉腰，呼吸自然，緩慢向左晃動腰身36次，再向右晃動36次，晃動時劃圈，頭部亦隨之而緩慢晃動，一般早晚各練一次。此法對老年朋友尿頻、尿滴瀝不暢等症狀有明顯的改觀。

按摩腰眼

中醫理論認為，寒與腎相應，最易耗傷腎的陽氣。很多人一到冬天就手足發涼、容易感冒，和體內氣血不足有關。如果伴隨面色蒼白、精神萎靡、舌質淡等症狀，多半是腎陽虛。此時，經常按摩腰眼可以溫煦腎陽、暢達氣血。

腰眼在帶脈（即圍繞腰部的經脈）中間，當第4腰椎棘突下，旁開約3.5寸凹陷中。向內做環形旋轉按摩，逐漸用力，直到有酸脹的感覺，持續按摩10分鐘左右，早、中、晚各一次。如果不會找穴，可以試着在背部紮腰帶的位置來回按摩。或者雙手叉腰，拇指在前，小指對應的位置差不多就是腰眼。

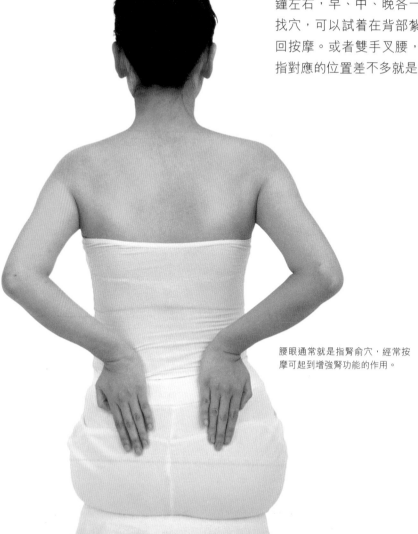

腰眼通常就是指腎俞穴，經常按摩可起到增強腎功能的作用。

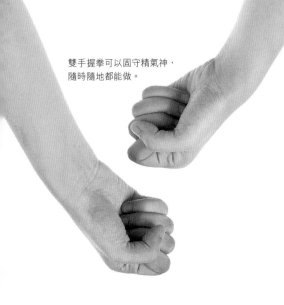

雙手握拳可以固守精氣神，隨時隨地都能做。

雙手握拳

這裏説的雙手握拳和我們無意識地握拳差距不大，主要是握拳時稍稍用力，要有把拇指牢牢握住的感覺。這樣做能刺激位於無名指根部的少府穴，對胸痛、心悸、手心發熱、皮膚瘙癢、小便不利、遺尿等症狀有很好的改善作用。無論是在家還是上班，隨時隨地都能握拳，可以説是最簡便的養腎法。

吞津養腎

中醫認為，唾液是人體重要的津液之一。腎為水臟，主一身的津液。而唾液是腎的精氣所化。一般來説，唾液正常的人身體比較健康。

日常的唾液不要隨意吐出口腔外，而要吞咽下去。李時珍指出：「人能終日不唾，則精氣常留，顏色不槁；若久唾，則損精氣，成肺病，皮膚枯涸。」這句話是説，珍惜唾液能養顏養精氣，而不珍惜唾液容易引起肺病，皮膚也會乾燥。

這裏給大家介紹一個日常養腎的好方法。每天洗漱後，用舌尖頂着上齶，直到唾液填滿口腔。然後攪動舌頭，將唾液緩緩咽下，可以養腎精、補肺氣。

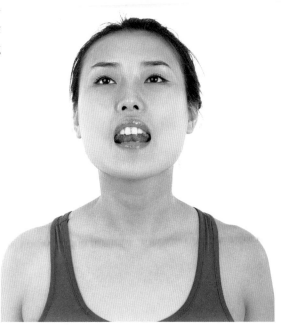

吞津是以舌抵上齶部以聚集唾液，然後徐徐咽下。

心包排毒
有效防治 心臟病

戌時（19:00~21:00）

「心包為心之外膜，附有脈絡，氣血通行之道。邪不能容，容之心傷。」心包就是心外面的薄膜，又是氣血的通道，主要的功能就是保護心臟。晚上 7 點到 9 點，就是心包排毒的時間，這段時間注意養生，就能起到防治心臟病的效果。

戌時最應該做的事：娛樂

中醫認為，在戌時人體「陰氣正盛，陽氣將盡」。而心包經上的膻中穴主喜樂，所以，這時候進行一些娛樂活動十分合適。

這裏說的娛樂不僅是去 K 歌、跳舞，應該是所有讓你開心的娛樂方式。不同的人群可以選擇不同的娛樂方式。年輕人和朋友們出去唱歌、跳舞，也可以聚餐，但不要吃太多，以免不好消化還影響睡眠；戀愛男女可以坐在一起聊天，能化解日常生活中的小矛盾，有利於感情的穩定；中老年人可以外出散步、遛狗、適當運動，也可以靜坐、喝茶、讀書，因為此時的寧心安神效果很顯著，記憶力也處於高峰狀態。

需要注意的是，晚上讀書看報的人最好不要躺着看。大家都知道，躺着看對眼睛很不好，容易造成近視眼。如果晚上躺着讀書看報，危害更大。晚上的燈光很容易造成神經衰弱，尤其是那些看着看着就睡着的人，在燈光下睡着了，會使神經活動發生紊亂，久而久之，就會引起失眠、睡不熟等一系列症狀。

有助於心包排毒的生活小習慣

患有心臟病的人們需要關注心包排毒，但患者家屬更應該關注，尤其是老年心臟病患者的家屬。在平常的日子裏教父母一些保健、急救的小妙招，在父母不舒服的時候給他們按按揉揉，就是最大的孝心。

經常鼓掌

在人的手掌中，有很多經絡、穴位都和心有關，如位於中指指尖的中沖、通過小指側的心經、位於掌心凹陷處的勞宮。這些經絡、穴位都比較好找，很適合居家保健。如果想更簡單一點，就經常鼓掌，能刺激心經和心包經，讓人覺得心氣順。

握拳

握拳同樣具有保健功效。除了前面提到的讓人覺得心氣順以外，還能緩解緊張的情緒，非常適合臨考的學生。這樣做的目的主要是刺激中沖和勞宮，讓人心情平緩、愉悦。此外，容易暈車、中暑的人都可以按揉勞宮，效果很好。

拍胸口

心裏有悶氣、不痛快的時候，我們就會下意識地拍自己的胸口，感覺這樣就會消氣了。其實，胸口上有一個很重要的穴位，就是膻中穴，它是主喜樂的穴位。經常按揉膻中，會讓人覺得心情舒暢，看什麼都順眼。

掐大魚際

很多心臟病患者急救時吃速效救心丸、掐人中，效果因人而異。這裏再推薦一個方法，即用拇指指尖用力掐大魚際。大魚際是人體的「保命穴」，簡單來說，就是拇指根部下面隆起的這一部分，比較好找。日常保健中，可以使雙手大魚際相摩擦，力度適中，每天5~10分鐘即可。

大魚際：手掌正面拇指根部，下至掌跟，伸開手掌時明顯突起的部位。

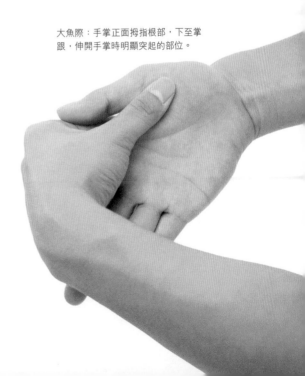

三焦排毒
一通百通 病不生

亥時（21:00~23:00）
三焦這個名字大家可能覺得有些陌生，其實，它和膽、胃、小腸、大腸、膀胱並稱六腑。亥時三焦當令，適時調理會對身體的保養有很大的意義，尤其是熱衷於美容養顏的人們，應該多予以關注。

亥時最應該做的事：入睡

現在不少年輕女性都知道，晚上11點之前睡覺最好，這段時間還被她們稱為「美容覺」。這是有一定科學依據的。

從時間上來看，亥時又稱「人定」「定昏」，意思是到了晚上，需要休息了。而且，亥時對應的屬相是豬，豬最大的特點就是能睡。人也要按時休息，這樣才能順應自然規律，不違背養生之道。

從三焦的重要性上來看，亥時入睡很有必要。三焦是六腑之一，地位非同一般。中醫理論中，三焦是上、中、下三焦的合稱。上焦包括心、肺，中焦包括脾、胃、肝、膽等內臟，下焦包括腎、大腸、小腸、膀胱。總的來説，三焦主管着人體內的先天之精、水穀精微和氣血運行。及早入睡對三焦排毒很有幫助，不僅僅局限於美容養顏。

為了提高睡眠質量，晚上9點後最好關閉電視機，然後聽一些輕柔、舒緩的音樂。

有些喜歡晚睡的人最好把自己的習慣改一改，尤其是想要減肥的人。人體吸收食物具有週期性，隔一段時間就會有饑餓感。越晚睡的人越容易餓，如果晚上入睡前吃東西，不但妨礙食物的消化和吸收，還會造成積食，對減肥有害無利。

而且，醫學上有「三焦積熱肥胖」，就是人們常説的「實胖」。這類人群比「虛胖」的人減肥困難一些。因為食慾旺盛導致減肥困難的例子有很多。所以，從這個角度來看，早睡有利於減肥。

有助於三焦排毒的生活小習慣

雖然三焦比較「神秘」，但日常生活中還是有很多保養小竅門的。大家可以根據自己的喜好選擇其中一種，然後慢慢摸索，把養生變成習慣，疾病自然遠離你。

按摩眉梢

喜歡研究經絡、穴位的人肯定知道，眉梢的凹陷處就是絲竹空，也叫巨膠、目膠，屬於手少陽三焦經。要是頭痛、發昏、眼睛痛、眼皮直跳，都可以按摩絲竹空。眼部周圍有黃褐斑、怕長魚尾紋的人，也應該按摩絲竹空。用化妝品的時候，我們都習慣拍一拍，讓營養滲透到裏面去，用這個手法拍打眉梢也算可行。

練習八段錦

為什麼要推薦八段錦呢？首先，八段錦肯定是管用，它的歷史也比較悠久了，是有傳承的。還有一條就是，八段錦每段一個動作，就像廣播體操一樣，比較好學。第一段就是兩手托天理三焦，重點就是「托」。不管是坐着還是站着，只要是托着就有效。這是因為，我們做出托這個動作時，陽池穴就會受到擠壓，起到按摩的作用，對手腳冰涼的人來說，就是一劑良方。

伸懶腰

生活中，我們累了的時候就會情不自禁地伸懶腰。其實，這不是犯懶的表現，而是身體的自我調節。從中醫的角度講，這是調理三焦的方法之一。當人勞累或者受到外邪侵襲時，導致三焦的氣血運行受阻。這時，人體就會進行自我調節，通過打哈欠、伸懶腰等方式使氣血通暢，讓身體各個部位得到濡養，恢復正常。在伸懶腰時，兩臂上舉，胸腔擴張，心、肺、胃都能得到舒展，氣血自然通暢。

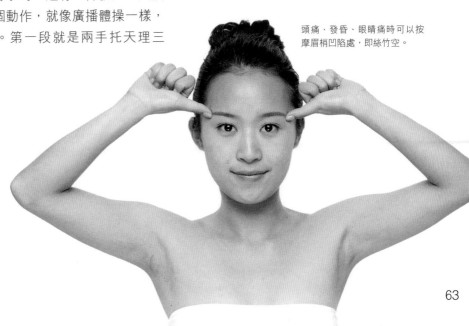

頭痛、發昏、眼睛痛時可以按摩眉梢凹陷處，即絲竹空。

第三章

排心毒
每個人都需要一顆強大的心

在五臟之中，心屬火，依靠陽氣的和煦升騰，使身體各部得以滋養，蘊藏生機。心到底有多重要？舉個最直白的例子，有心跳就證明人還活着。假如一個人活了 100 歲，那麼，他的一生中約有 40 億次心跳。如果想長命百歲，那麼，每個人都需要一顆強大的心，讓它跳動 40 億次。

心好才能 長命百歲

中醫典籍中對心的論述有「心者，君主之官也，神明出焉」和「五臟六腑，心為之主」。這兩段話的意思是說，心好比一個國家的君主，決定國家前途、未來安危的所有決策，都是從這裏發出的，正所謂君主聖明則天下安，君主昏庸則天下亂。

氣血足，精神好

中醫講心主血脈，它實際上包括了心主血液和心主血脈兩個方面。由於心既是血液循環的起點，又是終點，它日夜不停地搏動，將血液從心送至血脈中，循環往復，為人體供應氧氣和營養物質，是整個血液循環的動力和中心，它的作用十分重要。

人的心主血脈功能，首先依靠的是心氣的推動，只有心氣強盛充沛，血液才有運行的動力，才能在血脈內正常地流通。其次，它也有賴於血液本身的充盈和血脈的滑利通暢。所以，心氣充沛、血液充盈、血脈通利，是維持心主血脈功能的三個前提條件。

中醫診療疾病喜愛「望聞問切」，其中切診就是把脈，又稱「脈診」。若是心主血脈功能正常，則脈象和緩有力、速率不快不慢、節律均勻。如果心主血脈功能異常，診脈時就常會出現過緩、過速，或結、代、促、澀等病脈。

心主神明和心主血脈，這兩者是相互聯繫、相互影響的。因為心主血脈，但它為心神所控。比如人的心率、血流的速度、血管的伸縮，就經常受到情緒、神經等因素的影響和干擾。反之，心神又必須依賴於心血的滋養。如果心血不足，神失所養，人就很容易出現精神恍惚、健忘、失眠多夢等不適症狀。

心情好，壽命長

現在的人們生活壓力都比較大，遭遇挫折、打擊、突發情況，難免會心情抑鬱、寢食難安。有的人恢復快，很快就能重振信心，重拾希望；有的人恢復慢，需要很長時間才能從陰影中走出來。

人們經常說某個人「心大」，就是說這個人心裏沒負擔，不愛計較。這樣的人總是樂呵呵的，最能長命百歲。這是因為人的精神活動由心掌管。

《靈樞·邪客》說：「心者，五臟六腑之大主也，精神之所舍也。」很多人不理解，為什麼中醫要將心放到那麼高的地位？其實這在《黃帝內經》中已經說得非常清楚了，「心者，神之舍也」。如果我們用現代的話說，神明就是生命運動中最高的表現形式，就是我們人的精神、思維、意識、情緒、語言、表情等各種複雜的心理活動，以及身體的感覺、運動、定位、判斷、反應等一系列神經功能。

中醫認為，神明所居之地是心，神明從心出發，去控制和協調身體內臟腑、經絡、氣血、津液，生理的、心理的各項活動；若心氣平和、心血滋潤、神明安寧，人的精神、思維、意識、神經活動就清晰正常，身體安泰健康；如果心氣浮躁、血不養心、神明不安，人的精神、思維、意識、神經活動就會失調紊亂，甚至危及生命。

總的來說，心好才能氣血足、心情好，心情好了，那就是給自己配了一副靈丹妙藥。

哪些症狀
表明你的心中毒了

心臟在人體中的重要性不言而喻，需要重點關注。在沒有感受到心臟需要排毒，沒有去醫院就診之前，不妨先進行一番自我檢測，從細節中看看你的心中毒多深。

舌頭潰瘍	人們一般稱之為上火，舌頭上會有或多或少、或人或小的潰瘍，有些灼燒的痛感，有的還會感覺發癢，經常好了又壞。 中醫認為心開竅於舌，舌和心臟的關係最為密切，所以潰瘍長在舌頭上，通常認為是心臟有火，或是火毒。需要注意的是，有兩個常見病與心火症狀相似，嘴巴周圍連成一串密密麻麻的小水泡是皰疹性口炎，而口角乾裂是口腔潰瘍的特殊症狀。
舌苔發生變化	舌頭表面的那層像苔一樣的物質就叫做舌苔。如果體內出現問題，舌苔的厚薄就會發生變化。一般情況下，舌苔是薄白苔，薄而均勻地平鋪在舌面，在舌面中部、根部稍厚。如果舌頭是紅的，舌苔不明顯，那麼就是心虛火。舌苔較厚，呈黃色，那麼就是心實火，並經常伴有尿黃和大便乾結的症狀。
額頭長痘	不是所有額頭長痘的症狀都是心臟有問題。脾氣不好、愛生氣、凡事喜歡計較、爭強好勝的人，額頭容易長痘。在夏天的時候，長痘的症狀更明顯。 額頭是心臟管轄的部位，心火旺盛成為火毒時，額頭會出現很多痘痘。比如在考試季時，學生們熬夜看書，過於勞心傷神，於是前額痘痘就長出來了。工作壓力大的上班族也會經常在加班後出現痘痘紛紛冒出來的情況。

失眠 心悸	導致失眠的原因有很多，比如白天喝咖啡提神，晚上則睡不着。或者是作息時間不規律，導致入睡困難。還有些人心理壓力比較大，喜歡在臨睡前回想、反思。心動過速、過慢或跳得不整齊時均可引起心悸，即人們所說的心慌。 心臟處於不停地工作中，當火毒停留於心而無法排除時，人的睡眠就會不安穩。嚴重一些的，就會在睡夢中驚醒。心悸就是人們常説的心慌，多與失眠、健忘、眩暈、耳鳴等並存，凡各種原因引起心臟搏動頻率、節律發生異常，均可導致心悸。
胸悶 刺痛	感覺自己喘不過氣、呼吸急促、心裏有一股氣而無法抒發出來，或者是感覺胸口有石頭壓着，這些都是胸悶的表現，而刺痛會在胸悶的基礎上情況嚴重一些。 有胸悶、刺痛症狀的多數是女性，主要是由鬱悶、心情不舒暢等不愉快的情緒引起的。女性往往情感細膩，遇到不順心的事容易生悶氣，因而感到胸悶、刺痛。

最「傷心」的壞習慣你佔幾個

心是人體中的「君主之官」、五臟之首、神明所在、生命主宰，它是如此重要，卻很容易受到損害。然而這些損害比較常見，多數時候人們都不會注意到。

1

過度勞累

《靈樞‧口問》中說：「心者，五臟六腑之主也，故悲哀憂愁則心動，心動則五臟六腑皆搖。」因而，同樣是五臟養生，心神應該靜養，肝氣需要通暢，在日常生活中肝氣情緒可以宣泄釋放，而心神則絕不能過於勞累。

然而，現代人的生活節奏快，還要擔負著孕育子女、贍養老人、供房供車的壓力。因此，在工作崗位上的人們要適當調整自己的節奏，保持身心愉悦、經常運動、適當休息，在週末的時候安安心心睡一覺，和家人共度溫馨的時光。

2

過度受冷

心為陽臟，五行中屬火，且主血脈，血液的運行與流通，無不依賴於心陽的溫煦、心氣的推動，所以中醫認為對心構成最大威脅的是六淫中的陰寒之邪。

古書記載，「寒主收引」、「天寒日陰，則人血凝泣」。各種寒冷的刺激會讓機體血管產生不同程度的收縮與痙攣，引發人體組織缺血缺氧，還將大大增加體內兒茶酚胺類物質的分泌，導致血液黏稠度增高，形成血小板聚集和血栓梗塞。人們在春冬季節的保暖意識較強，但在夏天時就會變弱。長時間開空調也有同樣的影響，因此，無論冬夏都要注意保暖。

3

過度的精神刺激

還記得《范進中舉》的故事嗎？相信不少人對這個故事難以忘懷。得知自己中舉的時候，范進「往後一跤跌倒，牙關咬緊，不省人事」。這是典型的喜極而瘋的例子。

《素問・陰陽應象大論》說：「在臟為心……在志為喜。」、「喜怒不節……生乃不固。」人的精神愉悅，在五臟中與心的關係最為密切。沒有節制的喜悅、憤怒的情緒就會給人帶來強烈的刺激，如心率加快、血壓升高、呼吸急促、汗液分泌，嚴重時甚至會出現休克、昏厥等異常狀況。人的神志宜收、宜藏，在日常生活中要善於調整自己的情緒，避免情緒過度激動。

4

經常大汗淋漓

《素問・宣明五氣》說：「五臟化液，心為汗。」著名醫學家張景嶽指出「心之所藏，在內者為血，發於外者為汗，汗者心之液也」。人體出汗量如果過多，超過了津液和血液的生理代償限度，就會耗傷津血。

運行和控攝汗液排泄的動力是人的陽氣，大汗淋漓會造成氣隨汗脫，陽氣外泄，導致氣血兩傷、心失所養、神明不安，出現頭暈眼花、心悸氣短、神疲乏力、失眠、尿少等症狀。因此，大汗淋漓傷的是津血，泄的是陽氣。

對症排毒
按摩法

在十二經脈中與心關係最為密切的就是手少陰心經，因此無論是該經所聯繫的內臟（心與小腸），還是它運行經過的部位，所發生的任何異常，都可稱之為心經之病。每天按摩幾分鐘，就能長久解決困擾人們的「心病」。

失眠煩躁、壓力大：常揉少海穴

五臟之中心屬火、腎為水，經絡之中心為手少陰、腎為足少陰，故心腎兩臟兩經關係尤為密切。

少海穴在五行中屬水，心在五行中屬火。根據五行中相生相剋的原理，火由水剋；所以凡是心火旺、反侮水之症，都可通過刺激少海穴，去心火、補腎水，來加以緩解和治療。

此外，現代人的發病模式，正在由自然單一因素向社會心理綜合因素轉換，各式各樣的人格偏差、行為異常、精神障礙、身心疾病，不斷湧現，甚至嚴重爆發。這些從中醫角度而言，有不少都與人的私慾膨脹、心火旺盛有關，此時也可按摩少海穴，清火瀉慾，以保護人的心理健康。

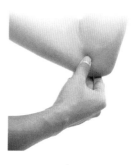

少海：屈肘90°，肘橫紋內側端凹陷處即是。

口臭口苦、心火旺：按壓勞宮

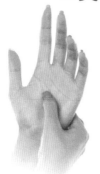

勞宮：手掌心，握拳屈指時中指指尖所指處。

心包既是心的保護組織，代其受邪，不讓心受到外邪的直接攻擊。同時，心包又是心氣、心血向外的運輸通道，故兩者關係十分緊密，功能有所重疊。

在平時，我們可經常用兩手相互交叉，或者再加上一兩個核桃，反覆摩搓手的掌心處，因為這裏隱藏着一個非常重要的保心之穴——勞宮穴。由於手為勞作之器，掌心隱藏深處為宮，故古人稱該穴為「勞宮」。

勞宮穴的診治範圍，不是心火亢盛引起的口臭、口苦、口乾舌燥，就是心神不安導致的精神情緒異常，或者是心脈痹阻造成的心悸、胸悶、疼痛。總之它萬變不離其宗，圍繞的就是一個心字。

心神不寧、胸悶心慌：輕按心俞穴

在人體腰背部的足太陽膀胱經上，分佈着一組非常特殊的穴位，中醫稱之為腧穴。它既是督脈之氣通於足太陽經，並輸注於內臟的部位，又是各個臟腑之氣通達於體表的部位。輸注於心者，稱為心俞穴。

在經絡中，「腧穴」的主要作用有二，一是可以作為疾病診斷的依據，按壓可發現內臟的疾病；二是可治療對應的臟腑疾病，如《素問・長刺節論》中說「迫臟刺背」，就是通過刺激背部的腧穴，治療分佈在胸前側它所對應的內臟疾病。

中醫裏，心藏神志、主血脈，在液為汗，在體合脈，其華在面，開於舌。所以凡是人體出現失眠、健忘、煩躁、語言困難等精神情緒方面的異常；胸悶、心悸、心律不齊、心絞痛等心血管功能的紊亂；以及多汗、自汗、盜汗，面色蒼白、缺少光澤等問題，都與心有關，皆可取心俞穴進行治療。具體操作時，可用拇指的指腹，在心俞穴處輕輕揉按數分鐘，但因心為人的「君主之官」，藏神主志，故此處不宜採用過重手法強力刺激。

注：為方便讀者取穴，採用中醫常用指寸法。一橫指為拇指指間關節橫放的寬度，約為1寸，食指與中指併攏約為1.5寸。（全書穴位位置均為簡易取穴法）。

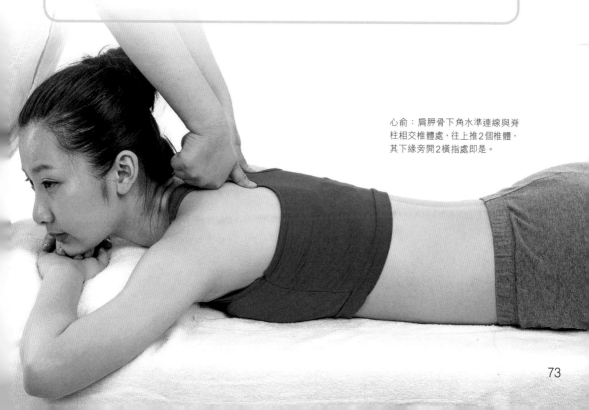

心俞：肩胛骨下角水準連線與脊柱相交椎體處，往上推2個椎體，其下緣旁開2橫指處即是。

排心毒
該吃什麼

若是要排心毒，清心火，首先必須分清虛實、知其根源。如果高熱、頭痛、目赤、渴喜冷飲、煩躁、大便秘結、小便黃、舌紅苔黃、鼻出血等，則為實火，清心時要平抑肝木、清瀉小腸，多吃「苦」；如果咽喉乾痛、顴紅升火、心煩少寐，則為虛火，清心時要滋養腎水，減少汗液不必要的流失，保護好體內的津液，以潤心陰、心血。

苦是心毒的天敵

　　心火旺盛不僅造成情緒急躁、失眠，還容易引起其他疾病，所以首先要清心火。但是，相對於吃藥瀉火而言，清心火最安全的方法是食療，不僅有益身體健康，而且能防病。

　　中醫所講的「苦寒」食品多是苦味食品，但苦味食品並不都是味道發苦的，苦味食品主要以蔬菜和野菜居多，如苦瓜、萵筍、絲瓜、苦菜、芹菜、苔菜等。

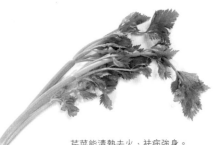

芹菜能清熱去火、祛病強身。

　　多吃一些苦味食品，對實火患者，確實能起到清涼敗火的作用。但過多地使用苦寒之藥，一會傷害人的胃氣，二會損耗體內的津液，特別是對虛火患者，更是毫無益處。而且根據中醫「春夏養陽」的原則，夏季飲食宜溫，過於寒涼，則會助濕生痰，困脾傷陽。故清瀉心火時，應根據環境氣候特點、個人身體情況，注意陰陽的平衡。

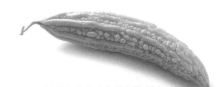

苦瓜含有的生物鹼類物質奎寧，能消炎退熱、清心明目。

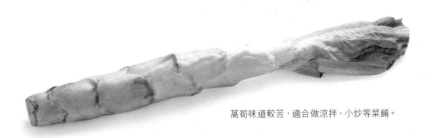

萵筍味道較苦，適合做涼拌、小炒等菜餚。

紅色食物讓你的心越來越年輕

中醫認為，紅為火、為陽，與心相通，故紅色食物進入體內後，可入心、入血。尤其是偏於心氣不足、心陽虛弱者，經常食用一些紅色食物十分有益。而且，很多紅色食物具有極強的抗氧化性，具有抗衰老的作用，還能為人體提供蛋白質、礦物質、維生素以及微量元素，增強心臟和氣血功能。

但要注意，動物中的紅色食品卻不宜過多食用，因為像牛、羊、豬等紅肉類食品，具有脂肪多、能量高的特點，長期過多食用容易導致體內血管硬化、血壓增高、血脂和血液黏稠度的異常，

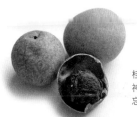

桂圓的主要功效是安神，能治療失眠、健忘、驚悸等。

最終危及心臟的健康。如果想既吃葷又養心，那就葷素搭配，少葷多素，均衡的營養是健康的最大基石。

常見的紅色食物如紅棗、紅小豆、桂圓等，燉湯、煮粥的時候都可以放一些，十分滋補。飲品類的紅色食物主要有紅茶和葡萄酒。

紅茶在經過充分的發酵、乾燥等加工工藝之後，茶多酚成分大大減少，而茶黃素的含量卻增加了，茶黃素具有調節血脂、預防心血管疾病的功效。

每天喝一小杯紅葡萄酒對心臟有益，這也正是法國人心血管疾病發生率比其他國家低得多的原因。法國飲食與整個西方飲食一樣，都攝入大量的肉類等膽固醇含量高的食物，但法國人患冠狀動脈粥樣硬化性心臟病（簡稱冠心病）的概率卻只是美國人、英國人的1/3。晚餐喝點葡萄酒既浪漫又能保健，何樂而不為？

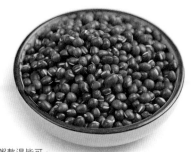

紅小豆煮粥熬湯皆可，有利水清熱的功效。

紅棗有補中益氣、養血安神、緩和藥性的功效。

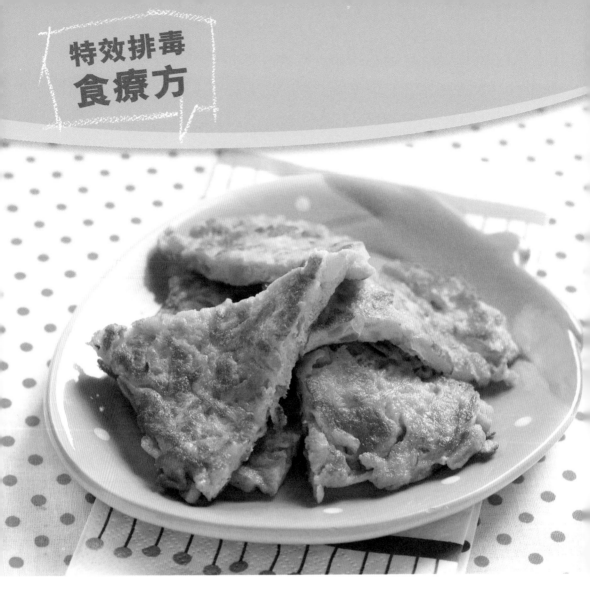

苦瓜煎蛋

 清心明目
清熱解毒

原料：苦瓜 150 克，雞蛋 2 個，蒜、鹽各適量。

做法：

① 蒜切碎，剁成蒜蓉。

② 苦瓜洗淨，切成薄片，用鹽水焯一下，撈出瀝乾。

③ 雞蛋加鹽打散，放入苦瓜片，攪拌均勻。

④ 油鍋燒熱，倒入苦瓜蛋液，小火煎至兩面金黃。

⑤ 關火，用鏟切成小塊，撒上蒜蓉即可。

功效分析

中醫認為，夏天要吃「苦」，苦瓜煎蛋可以消暑熱、降火氣，對常見的上火症狀如長痘、嘴起泡、口腔潰瘍有很好的食療作用，能幫助身體有效排毒。

銀耳豌豆苗

利尿止瀉
潤澤皮膚

原料：豌豆苗 100 克，銀耳 50 克，料酒、生粉、鹽各適量。

做法：① 銀耳用溫水泡發，去根，洗淨，放入開水中焯燙一下，撈出。

② 豌豆苗洗淨，也用開水焯燙一下，撈出。

③ 鍋中加水，放入料酒、鹽、銀耳，煮 3 分鐘。

④ 用生粉勾芡，翻炒後轉盤，撒上豌豆苗即可。

功效分析 研究證實，常吃豌豆能降低體內三酸甘油酯的含量，降低心臟病的發病率。而豌豆苗口感更好，營養價值更高，很適合小孩和女性食用。

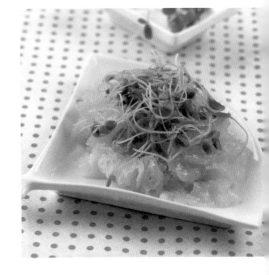

甜椒炒牛肉

補氣養血
壯陽滋陰

原料：甜椒 200 克，牛柳肉 100 克，雞蛋、料酒、生粉、生薑、醬油、高湯、甜麵醬、鹽各適量。

做法：① 雞蛋打碎取蛋清。牛柳肉洗淨，切絲，加鹽、蛋清、料酒、生粉攪拌均勻。

② 甜椒、生薑分別洗淨、切絲；將醬油、高湯、生粉調成芡汁。

③ 甜椒絲炒至八分熟，備用。

④ 牛肉絲炒散，放入甜麵醬、甜椒絲、薑絲炒香。

⑤ 勾芡，翻炒均勻即可。

功效分析 牛肉具有補脾和胃、益氣補血、健脾養胃的功效，能幫助排心毒，尤其適合貧血、血虛、身體虛弱的人食用。

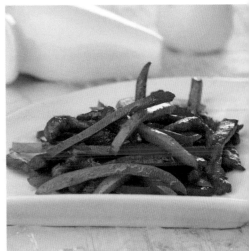

番茄蒸蛋

補血養血
健胃消食

原料：番茄、雞蛋各 1 個，鹽適量。

做法：① 番茄洗淨，去皮，切成小丁，放入油鍋中，大火快炒片刻。

② 雞蛋加鹽打散，加適量水，小火蒸熟。

③ 蒸至七成熟時，放入番茄丁，繼續蒸熟即可。

功效分析 番茄中的維生素 C 和維生素 P 可抗衰老，保護血管，經常食用能祛斑、抗衰老、護皮膚、助消化，有潤腸通便、排出毒素的功效。

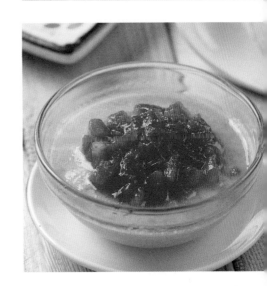

萵筍瘦肉粥

清熱利尿
消積下氣

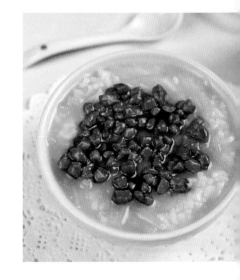

原料：萵筍、豬瘦肉各 30 克，粳米 50 克，鹽適量。

做法：① 萵筍洗淨，切絲；豬瘦肉洗淨，切末；粳米淘洗乾淨。

② 將萵筍絲、豬肉末和粳米放入鍋中，加水適量熬煮。

③ 煮至米爛汁粘時，加鹽，再稍煮片刻即可。

功效分析 經常心悸、失眠的人要多吃萵筍，因為萵筍富含鉀，常吃能減少心房的壓力，消除緊張情緒，幫助睡眠。口味偏淡的人可以清炒萵筍，但最好不要直接涼拌，以免因萵筍性寒而傷胃。

桂圓蓮子粥

補血安神
健腦益智

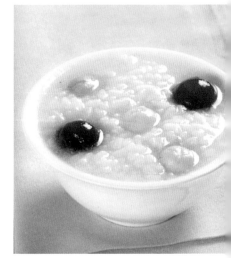

原料：銀耳、桂圓肉各 50 克，蓮子 15 顆，冰糖適量。

做法：① 蓮子洗淨，浸泡 2~4 小時；銀耳泡發，洗淨，去蒂，撕成小片；桂圓肉用溫水浸泡 5 分鐘後，沖去雜質，倒入適量清水，備用。

② 將銀耳、蓮子、桂圓肉倒入煲內，加適量水煮開。

③ 放入冰糖，轉中小火繼續燉煮 90 分鐘左右即可。

功效分析 桂圓具有益心脾、補氣血、安心神的功效，是傳統的補血佳品，對心悸、神經衰弱等心毒症狀有很好的治療作用。

紅棗粥

補氣養血
健脾益胃

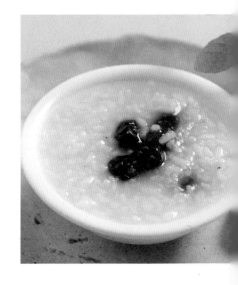

原料：粳米 30 克，紅棗 6 顆。

做法：① 粳米淘洗乾淨；紅棗洗淨。

② 將所有材料放入鍋中，加適量水。

③ 大火煮開後，轉小火熬煮成粥即可。

功效分析 紅棗是補養佳品，食療藥膳中常加入紅棗補養身體，滋潤氣血。平時多吃紅棗，還能提升身體的元氣，抵禦外邪等毒素侵襲，增強免疫力。貧血的女性每天在米飯或湯粥裏放兩三顆紅棗，症狀就能得到改善。

百合粥

健脾利水
美容養顏

原料：鮮百合 30 克，粳米 50 克，冰糖適量。

做法：① 鮮百合掰瓣，洗淨；粳米淘洗乾淨。

　　　② 將粳米放入鍋內，加適量水，大火燒開。

　　　③ 轉小火煮，快熟時放入鮮百合、冰糖，煮至發粘即可。

功效分析 心理壓力大、失眠、心悸都是心毒的表現，這時候多吃一些百合，能去火除燥，使人心情舒暢，遠離焦躁、憂慮的負面情緒。

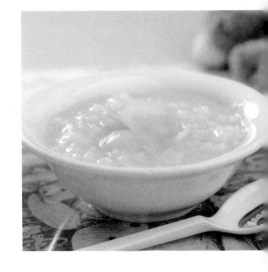

枸杞粳米糊

安中益氣
強健筋骨

原料：粳米 60 克，紅棗 2 顆，枸杞子、生薑各 8 克。

做法：① 粳米淘洗乾淨，用水浸泡 2 小時。

　　　② 枸杞子洗淨，用溫水浸泡。

　　　③ 紅棗洗淨，去核；生薑切塊。

　　　④ 將所有材料放入豆漿機中，加水至上下水位線之間，煮熟即可。

功效分析 枸杞子能夠安神補虛，對於更年期婦女和情緒急躁的人來説，是排心毒、補氣血的優質食物。胃寒的人可以多放一些生薑，可以暖胃。

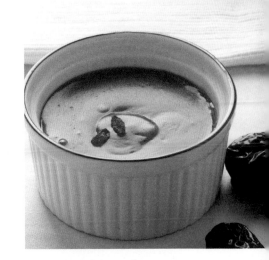

銀耳櫻桃粥

益氣和血
養顏駐容

原料：銀耳 50 克，櫻桃 30 克，粳米 80 克，桂花糖、冰糖各適量。

做法：① 銀耳泡發，去蒂洗淨；櫻桃洗淨。

　　　② 粳米淘洗乾淨，浸泡 30 分鐘。

　　　③ 粳米加水煮沸，放入冰糖，轉小火熬煮成粥。

　　　④ 放入銀耳、櫻桃、桂花糖，略煮片刻後攪拌均勻即可。

功效分析 銀耳能益氣和血，櫻桃能養顏補血。二者搭配，能滋陰養顏，排除體內的垃圾，是一款專為女性打造的調養佳品。

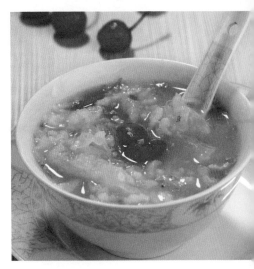

冬瓜荷葉薏米湯

 寧心安神
清火潤肺

原料：鮮荷葉半張，冬瓜 200 克，薏米 30 克，鹽適量。

做法：① 鮮荷葉洗淨，切塊；薏米淘洗乾淨。

　　　② 冬瓜洗淨，去皮，切成菱形薄片。

　　　③ 將薏米、荷葉塊、冬瓜片同放燉鍋內，加適量水煮沸。

　　　④ 小火燉半小時左右，除去荷葉塊，加鹽調味即可。

功效分析 冬瓜利水消腫、清熱解暑，這款湯羹既能健脾利水，又能瘦身美容。需要注意的是，荷葉、薏米都是性味寒涼的食物，女性在月經期間不宜食用。

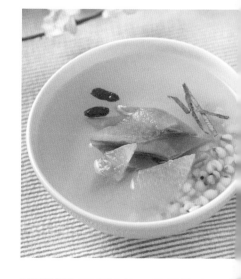

花生紅薯湯

 補中和血
益氣生津

原料：紅薯 1 個，鮮牛奶 1 杯，花生、紅棗各適量。

做法：① 花生、紅棗洗淨，用水浸泡 30 分鐘；紅薯洗淨，去皮，切塊。

　　　② 鍋中放入花生、紅薯塊、紅棗，加水沒過 2 厘米。

　　　③ 小火燒至紅薯變軟，關火。

　　　④ 盛出煮好的湯，倒入鮮牛奶即可。

功效分析 常吃紅薯能幫助降低膽固醇，防止體內毒素沉積，預防動脈粥樣硬化，從而降低心腦血管疾病的發病率。

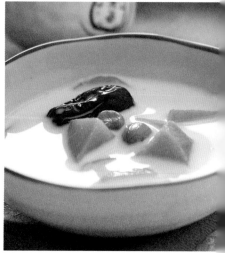

杏仁豆漿

 消腫潤燥
養潤心肺

原料：黃豆 50 克，杏仁 10 克，松仁 5 克，冰糖適量。

做法：① 黃豆用清水浸泡 10~12 小時，撈出洗淨。

　　　② 將黃豆、杏仁、松仁放入豆漿機，加水啟動。

　　　③ 榨好後濾出，加適量冰糖攪拌均勻即可。

功效分析 杏仁中的苦杏仁苷可避免心臟病發作，有助於保持正常的血壓水準。此外，杏仁富含維生素 E，可淨化血液，延緩衰老，是女性的保養佳品。

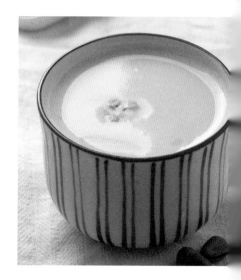

芹菜菠蘿汁

安神除煩
養陰補虛

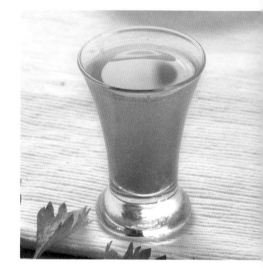

原料：芹菜 1/2 根，菠蘿 1/4 個。

做法：① 芹菜去葉留莖，洗淨，切成小段。

② 菠蘿去皮，果肉切成小塊，用鹽水浸泡 10 分鐘。

③ 將處理好的芹菜段和菠蘿塊倒入榨汁機中，加適量水榨汁即可。

 功效分析 芹菜味甘辛，能夠清熱解毒、鎮靜降壓，對於經常失眠的人來説，是非常好的睡前食物。日常飲食中，可以涼拌、大火快炒為主，以減少營養成分的流失。

白蘿蔔蓮藕汁

潤燥止渴
清心安神

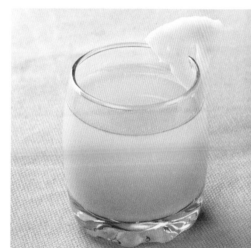

原料：白蘿蔔、蓮藕各 100 克，蜂蜜適量。

做法：① 白蘿蔔、蓮藕洗淨，分別搗爛，取汁。

② 將白蘿蔔汁與蓮藕汁混合，加蜂蜜攪拌均勻即可。

 功效分析 蓮藕性寒，具有清熱除煩、涼血止血、散血散瘀的功效，因此適合鼻出血、瘀血、吐血、便血的人食用。脾胃不好的人和老年人食用時可減少白蘿蔔的量，以免引起脹氣。

薑棗紅糖茶

溫脾祛寒
補血調經

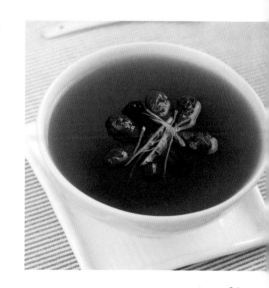

原料：生薑 10 克，紅棗 10 顆，紅糖 20 克。

做法：① 紅棗洗淨，去核；生薑切細絲。

② 將紅棗、生薑絲、紅糖放入鍋中，加適量水熬煮。

③ 煎湯取汁，每日 2 次即可。

功效分析 這款養生食療方不僅能補益中氣，預防感冒，抵禦流感病毒，還能改善女性小腹冷痛、氣血虛弱等症狀。唇紅、口乾、五心煩熱屬陰虛火旺體質者忌用。

第四章

排肝毒
最重要的排毒器官
最需要保養

五臟之中肝屬木，就像自然界中的植物，喜歡無拘無束、隨意地生長。養肝就要保持柔和、舒暢的心情，維持其正常的疏泄功能。但是現代人很難做到，因為現實壓力比較大，很多人又忙於應酬，酗酒、熬夜、大魚大肉都會讓肝不堪重負。

肝是人體
的健康衛士

《素問·靈蘭秘典論》説：「肝者，將軍之官，謀慮出焉。」《黃帝內經》把人的肝比喻成一個有勇有謀的將軍，用現代人的話説就是人體的健康衛士。

現在很多人都是肝有毛病，工作壓力大、熬夜，還容易鬧情緒，不管當時是發火了還是憋在心裏頭，這個火都坐實了，時間一長，很多毛病就出來了，比如月經紊亂，提前或者延後幾天，有的時候覺得頭暈、發昏，有的時候覺得口乾，還不願意喝水。而且，總是坐實了才去看病，平時也沒誰注意這個。

肝主疏泄

肝有一個非常重要的功能，就是主疏泄。疏，即疏通、舒暢；而泄，就是發散、宣泄。中醫中的肝主升、主動、主散，就如同一個將軍：在外巡遊四方、固守邊疆。對內疏泄氣機，助脾之升、胃之降，運化水穀精微。

在《黃帝內經》中，我們的先輩根據不同年齡段人的生理和心理狀況，提出了肝「在志為怒」的觀點。養生保健就是要依照各個年齡段的特點行事，順利完成這個天賦的生命過程。

「人生十歲，五臟始定，血氣已通，其氣在下，故好走。二十歲，血氣始盛，肌肉方長，故好趨。三十歲，五臟大定，肌肉堅固，血脈盛滿，故好步。四十歲，五臟六腑，十二經脈，皆大盛以平定，腠理始疏，榮華頹落，髮頗斑白，平盛不搖，故好坐。五十歲，肝氣始衰，肝葉始薄，膽汁始減，目始不明。六十歲，心氣始衰，苦憂悲，血氣懈惰，故好臥。七十歲，脾氣虛，皮膚枯。八十歲，肺氣衰，魄離，故言善誤。九十歲，腎氣焦，四臟經脈空虛。百歲，五臟皆虛，神氣皆去，形骸獨居而終矣。」

一個人長到10歲的時候，五臟基本上長成了，氣血流通，因主要集中在人體下部，所以喜歡走或跑；20歲時氣血變得旺盛，肌肉逐漸發達，這個年歲的人喜歡快走；30歲時五臟發育完全，肌肉結實，氣血充盛，走路都邁着方步，不緊不慢；40歲時臟腑都發展到極點而開始衰退，皮肉開始鬆弛，頭髮開始脫落，兩鬢斑白，這人不再喜歡走動，而是樂意坐下來；50歲時肝氣開始衰弱，膽汁減少，視力就不好了；60歲時心氣衰弱，氣血運行遲緩，常會產生悲觀的情緒，體力不濟，喜歡躺着；70歲時脾氣虛損，皮膚乾燥沒有光澤；80歲時肺氣衰弱，精神不濟，説話常常出錯；90歲時腎氣衰竭，其他四臟也因為失去了腎臟的滋養而日漸空虛；100歲時，五臟都虛損了，精神和氣血也都耗竭，只剩下形體了，這個時候，人就壽終正寢了。

調整情緒，保養肝臟

在生活中保持肝氣的柔順、平和與寧靜，對於健康是非常重要的。如果總是大發雷霆，會使肝升發太過，發生嘔血、昏厥、腦血管出血等危險症狀。《三國演義》中周瑜大怒之下箭傷迸裂、倒地而亡，就是「大怒傷肝」的典型案例。如果總是心情壓抑、情志不悅，容易導致肝氣鬱積、氣機阻滯。正因為如此，《紅樓夢》裏的林黛玉才會在那麼年輕的時候就香消玉殞。

所謂將軍怒髮衝冠，才足以顯示其勇猛無畏之氣，這個怒絕非病態，而是肝本色的自然顯露。同樣的道理，肝氣該升發時不升不發，該收降時不收不降，那只能說明此時肝的疏泄功能發生了異常。

總是大發雷霆的，發火之前先想想原因和結果。沒想清楚就默數100個數，時間一過，情緒就會穩定很多。總是悶悶不樂的，不妨發發火。平時和親友說說有趣的事情，也是很有效的。

人在暴怒時，最易傷肝。

養好肝，月經自然通調

很多女性的情緒特別容易波動，愛生氣，還易疲勞，尤其是月經期前後。這是因為女性「以血為主」、「以肝為本」，當月經即將來臨時，以及月經期間，肝中陰血多匯聚於子宮，陰血潛行於下，陽氣浮越於上，這就容易導致肝氣橫逆，易生氣、易發怒。這裏就涉及到肝的另外一個主要功能——主藏血。

如果肝的藏血功能受到損害，人體最容易感受到的就是疲勞。人的臟腑、經絡、肢體，皆為血所養，肝血不足時，流向全身的血液就會明顯減少，從而影響到氧氣和營養物質的輸送，人就容易因缺氧和營養不良產生疲倦。

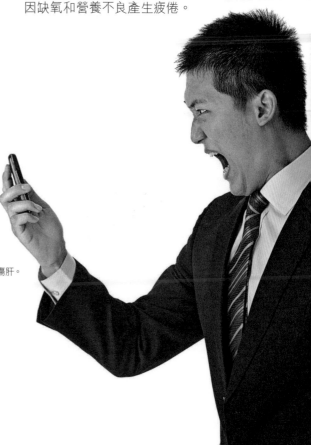

哪些症狀表明你的肝中毒了

肝原本是人體內最重要的排毒器官，當肝中毒的時候，一定要引起重視。如果毒素不能順利從肝臟排出，身體上的很多反應都會給予提示。

1

指甲上有豎紋

如果指甲表面不夠光滑，出現一條條的豎紋，這可能是最近休息不夠。當人操勞過度、用腦過度、睡眠不足的時候，這些豎紋會很清楚地顯現出來。如果豎紋一直存在，則可能是體內缺乏維生素A。這時候，就要及時調整自己的作息時間，早些入睡，吃一些護肝養肝的食物，如豬肝、雞肝、椰菜花、紅蘿蔔等。

2

情緒容易抑鬱、暴躁

肝臟主情志，肝臟是人體內調控情緒的器官；所以當肝臟出現問題，有毒素積聚的時候，就會阻塞氣機的運行，人就會更加容易產生抑鬱、低落、暴躁等不良的情緒。

想要養肝，首先還是要調節自己的情緒。多吃牛奶、燕麥、香蕉、魚類等食物，可以改善情緒。平常多聽一些輕音樂，看一些童心無限的動畫片、令人捧腹的喜劇片、浪漫美好的愛情片都很不錯。

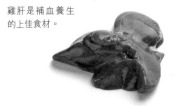

雞肝是補血養生的上佳食材。

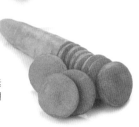

紅蘿蔔中的胡蘿蔔素進入人體後有補肝明目的作用。

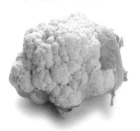

椰菜花中含有豐富的維生素C，能增強肝臟的解毒能力。

3

手掌充血

當患了慢性肝炎特別是肝硬化後，在大拇指和小指的根部的大小魚際處皮膚出現了片狀充血，或是紅色斑點、斑塊，用力加壓後會變成蒼白色。這種與正常人不同的手掌稱為肝掌，但並不是出現肝掌就得了肝病，需要結合患者的飲酒史、代謝病史，並進行體格檢查、肝功能檢查、超聲波、肝臟電腦掃描等多項檢查才能斷定。

4

眼睛不適

《黃帝內經》的「五勞所傷」中有一傷：「久視傷血」。這裏的「血」，指的就是肝血。中醫認為，眼睛乾澀多為肝血不足、肝腎陰虛所為，當以養肝益腎。肝開竅於目，當眼睛出現問題的時候，多數是肝有問題了。眼乾、刺痛、見風流淚都和肝有關。眼睛有紅血絲的時候，可能是睡眠不足或者上火引起的；眼睛腫痛，還伴有頭暈、頭痛，可能是肝火內熱引起的。因為肝主怒，與少陽經互為表裏，所以耳朵上的問題也會和肝有關，如耳鳴、眩暈。

5

月經不調

肝主疏泄，具有疏泄、升發的功能，它與人體氣機的升降與調節有密切關係。人的精神樂觀，肝的疏泄功能正常，則氣機舒暢，升降有序，氣血和平；如果肝氣抑鬱，多疑善慮，甚至哀愁痛哭，就會月經不調。

如果肝氣鬱結，則血流不暢，勢必影響到肝藏血的基本功能，從而出現胸脅刺痛，月經不調，甚至是閉經。

清朝名醫葉天士提出「女子以肝為先天」的觀點，認為女性獨具先天是由女性的生理特性所決定的，這也反映了肝與女子生理特性密切關聯。女性以血為本，經水為血所化，肝為藏血之臟，司血海，主疏泄，具有儲藏血液和調節血流的作用。肝脈所過之處，與沖任有密切的關係，婦科疾病多為沖任損傷，而沖任損傷與肝的病變互為因果。臨床上的常見病都和肝及沖任損傷密切相關，所以婦科治療常以疏肝養肝等法為主。

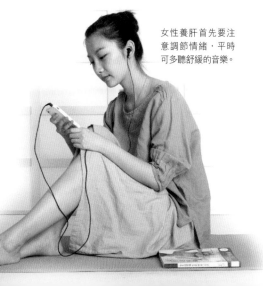

女性養肝首先要注意調節情緒，平時可多聽舒緩的音樂。

最「傷肝」的壞習慣你佔幾個

現代人的生活節奏較快，很多人時常餐不定時、食不均衡、暴飲暴食，使得脾胃虛弱、運化失職。再加上受精神緊張、情緒波動、失眠熬夜等因素的影響，出現肝鬱化火、肝氣橫逆。此外，營養物質的極大豐富，令人的生理發育期迅速提前，這很容易造成精液和經血下泄的異常，其根源仍在於肝失疏泄。

1

用眼過度

人們的生活工作、娛樂消遣，越來越離不開電腦和電視，長期盯着顯示屏，看上去受傷的是眼睛，其實最終的受害者卻是肝。眼睛若過度疲勞，就會大量消耗肝血。

中醫認為，無論是保護視力還是養眼明目，首先就得補益肝血。倘若體內肝血不足、津液虛虧，或者肝氣升發無力，陰血不能上達於頭目，眼睛得不到很好的營養和滋潤，就會導致頭暈目眩、眼睛昏花、乾澀、視物不清。

2

飲酒過量

很多人總覺得自己能喝、沒醉就行，卻不知道已經傷了肝。其實，肝是能解毒，但肝不僅僅是為了解毒而存在的。促進脾胃的運化、膽汁的分泌、代謝產物的排泄暢通等活動，這些都需要肝來完成。

酒裏的乙醇進入人體後，對肝細胞的損害極大，它不僅會干擾肝的正常代謝，甚至可引發酒精性肝炎及肝硬化。而且，中醫認為肝經圍繞人的生殖器循行而過，所以大量飲酒，還會影響人的性功能和生殖功能。所以，為了自己的身體健康和下一代的優生優育，還是少喝酒為好。

3

經常熬夜

為什麼現代人亞健康狀況如此普遍？一個很重要的原因就是缺少睡眠與休息，過度地操勞和疲憊。中醫認為，睡眠是人體恢復陰陽平衡非常重要的調節手段，是生命在運動代謝過程中最好的節能方法。

自然界中，「陰主靜、靜生陰，陰氣盛則寐，陽主動、動升陽，陽氣盛則寤」；所以當人休息睡眠時，陰血回歸於肝，靜臥其中以滋潤肝氣，此時人就會陰平陽秘，寧靜安詳。相反，經常熬夜、缺少睡眠，陰血則散佈於外，血不藏肝，肝中的陽氣就會躁動不安，從而引發肝火上炎、肝陽上亢、肝風內擾等各種病證。

4

過度服藥

眾所周知，肝臟具有強大的解毒功能，同時肝臟的新陳代謝也是最旺盛的。正是因為肝臟的代謝有解毒、清毒、降毒、減毒的功效，被人們吃進、吸進肚子裏的食品添加劑、酒精、藥物、煙塵等有害物質才不至於嚴重威脅人們的身體健康。但如果人們總是過度服藥，總有一天肝會吃不消的。

防病吃保健藥，沒病吃補藥，減肥要吃藥，美容還要吃藥。然而「是藥三分毒」，哪怕是對症藥物，也要先勞駕肝臟進行代謝、解毒，讓肝非常疲勞，由此導致的肝功能減退也就是必然結果了。所以，沒病就少吃藥。

不管是實證的肝氣阻滯、肝火灼盛、肝陽上亢，還是虛證的肝血不足、肝腎陰虛，人們都可以根據各自不同的情況進行調理。

肝氣不暢，煩躁易怒：按壓太沖

　　每個人都會有生氣發怒、表達不滿的時候，但此種情況一旦發生，就應讓它有所發泄、有所排解。從中醫經絡學角度講，這時候若能按壓一下自己的太沖穴，會有意想不到的效果。

　　無論是肝火、肝陽、肝氣、肝風，只要是肝經之病，皆可取其瀉之、平之、消之。中醫認為，人之所以會煩躁暴怒、情緒失常，就是肝氣不暢所致，所以按壓此穴，可助人疏泄不平、消除怒氣、緩和心情，因此有人將太沖穴，稱之為人體的「消氣穴」「出氣筒」。

　　此外，在日常生活中和臨床上，我們常會發現人在發怒時，面紅耳赤、頸部青筋（靜脈）擴張，甚至突然跌倒昏厥，這是因為肝氣上逆，血隨氣湧所致。根據中醫「陽病治陰，上病下取」的治療原則，取位於人之下端，又是陰經肝經之穴的「太沖」，既可以陰制陽、平肝息風，又能宣泄肝氣、引血下行，將鬱怒之火清瀉而出。

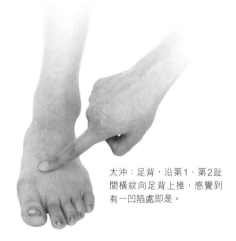

太沖：足背，沿第1、第2趾間橫紋向足背上推，感覺到有一凹陷處即是。

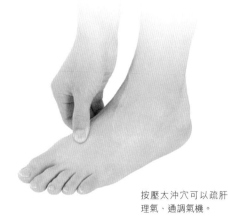

按壓太沖穴可以疏肝理氣、通調氣機。

肝氣鬱結，月經不調：按揉行間

　　女性以肝為本，如果是肝氣失於疏泄，就會導致各種婦科問題。中醫認為，肝經分佈於兩肋，乳頭屬肝。由於女性比較多愁善感，情緒易波動，愛生氣，這很容易造成肝氣鬱結、血行不暢，出現胸部悶脹、乳房疼痛、月經不調等不適。尤其是月經來臨前，肝氣失於滋潤，而上竄於乳房，乳房疼痛症狀更為明顯。

　　當出現上述症狀時，可按摩位於足背第一趾與第二趾之間，趾蹼緣的後方赤白肉際處的行間穴。行間為肝經的「滎」穴，以疏肝解鬱、清肝瀉火而見長，故女性經常按揉此穴，可有助於調理氣血、疏經通絡、緩解疼痛。

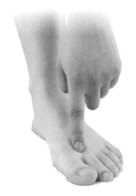

行間：在足背部第1、第2兩趾之間連接處的縫紋頭處即是。

肝火過盛，食慾不振：按摩足三里

　　人生氣或發怒是肝火過度旺盛的表現，肝木過旺則對脾土克制過度，導致脾的運化飲食功能下降，從而出現食慾不振的狀況。這種情況下可以按揉太沖穴、足三里穴，讓上升的肝氣往下疏泄。

　　經常按摩足三里，具有健脾和胃、調中理氣、導滯通絡的功效，每天按揉足三里30~50次，對腹脹、腹痛、便秘、腹瀉等都有很好的作用。

　　另外給大家推薦一個簡單的方法，平時工作或在家伏案學習的時候，把鞋脫掉，用一隻腳的腳後跟踩按另一隻腳的太沖穴至行間穴一線，也可以踩按大腳趾，這裏有肝經的大敦穴和脾經的隱白穴，可以調和肝脾。

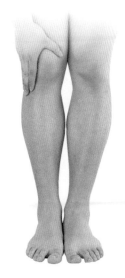

足三里：手虎口圍住髕骨上外緣，餘四指向下，中指指尖處即是。

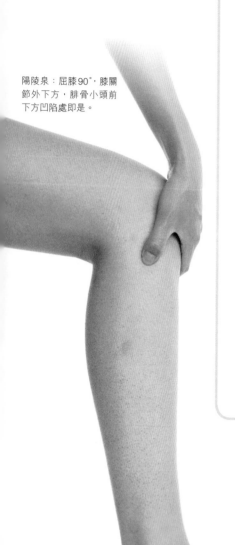

陽陵泉：屈膝90°，膝關節外下方，腓骨小頭前下方凹陷處即是。

肝血受損，眼睛疲勞：按揉曲泉

經絡中，曲泉為肝經的合穴，五行中屬水，因木由水生，腎水為母，肝木為子，故曲泉穴又被人稱為母穴，以隱含腎水涵養肝木之意。

如果仔細探究就會發現，中醫經絡學中許多穴位的名稱都含有深意。如「曲泉」一穴，其曲是指該穴位於屈膝時，膝關節內側面橫紋端的凹陷處；而泉指的就是水，它形容此處就像一個源源不斷的泉眼。

根據中醫「虛則補其母、實則瀉其子」的治療原則，如果肝屬虛證，則應以滋養腎水為主，此時除了可選湧泉、太溪、復溜等腎經之穴外，肝經之中最為合適的就是曲泉穴。

當機體出現頭暈目眩、視力模糊、心悸耳鳴、失眠多夢、腰膝痠軟、手指麻木、經量稀少、下肢痿痹等肝血不足之象時；或者一段時間以來經常熬夜，用眼過度，肝血受損者，自己即可輕輕按揉一下曲泉穴。

按揉時，可將四指併攏，隨後在膝部內側，從下向上，在左右兩穴各揉按數分鐘，補腎水而養肝血。從中我們也可以發現，曲泉雖與太沖、行間同為肝經之穴，但曲泉穴側重於補，而太沖、行間兩穴側重於瀉。

肝氣不足，血不下行：揉地筋

《黃帝內經》上說：「肝主筋。」筋就是人身體上的韌帶、肌腱部分。而「天筋藏於目，地筋隱於足」，你將腳底面向自己，把足趾向上翻起，就會發現一條硬筋會從腳底浮現出來，這就是地筋。經常按摩這條地筋，會有神奇的功效。

肝氣不足、血不下行的人，揉這個地方的時候會感覺這根筋軟弱無力，塌陷不起，這樣的人需要把這根筋揉出來才好。還有的人這根筋雖然很粗大，但揉的時候卻毫無感覺，也不堅韌，這種情況常見於五十歲以上的男性，這類人通常年輕時脾氣暴躁，肝功能較強，但現在已經肝氣衰弱，因此更需要常揉此筋。

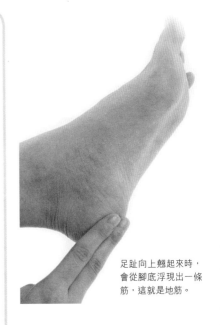

足趾向上翹起來時，會從腳底浮現出一條筋，這就是地筋。

防治肝膽疾病：按壓陽陵泉

人體中肝膽互為表裏，無論是疏泄肝氣，還是促進膽汁排泄，都應從膽而走。陽陵泉作為足少陽膽經的「合穴」，對肝膽這一臟一腑，以及其所屬經絡的疾病，都具有逆氣而泄、舒經通絡的作用。

合穴在經絡中是指水流聚集匯合的地方，這時經氣自四肢末端流淌至此，就猶如一條條小溪匯成了大河，形成了一股盛大的水流，滾滾向前不可阻擋。合穴分佈於肘、膝等大關節的附近。所以，肝膽出了問題，首先找陽陵泉。

有肝膽病史的患者，平時可經常以手指按壓陽陵泉，這樣既能疏解肝氣、緩解肋部疼痛。即便是正常人，若進食了高脂肪類食品，也可用手指按壓陽陵泉穴，以促進膽汁的排泄，預防膽囊炎、膽結石、脂肪肝等疾病的發生。

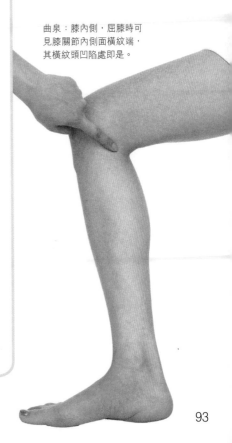

曲泉：膝內側，屈膝時可見膝關節內側面橫紋端，其橫紋頭凹陷處即是。

養肝最重要的是調節情緒，這一點不必多說。在飲食上，根據中醫的原理，可以吃一些清肝、補肝的食物進行調理，適當減輕肝的負擔。

寒性食物瀉火，酸甘食物生津

現代人最常用的瀉肝火食療方可以寒性食物為主，同時還能清泄心火。臨床上常見的頭痛口苦、眼屎增多、情緒暴躁、容易衝動，大多為肝火上炎所致，屬實火，當以瀉為主；而頭暈目眩、潮熱盜汗、腰膝痠軟，失眠多夢，大多由肝腎陰虛所為，屬於虛火，應以補為主。

根據中醫理論，清瀉肝中實火，無論藥療食療，多以苦寒或甘寒之品為主，如夏枯草、野菊花、苦瓜、綠豆等；而滋補腎水肝血，所用之物以咸寒、甘寒、酸甘為多，如生地、龜板、鱉甲、西瓜等。

中醫認為酸味入肝，具有收斂、固澀、止汗、止瀉等作用；現代臨床研究發現，酸味食物有增強人的消化功能和保護肝臟、降血壓、軟化血管之功效，如烏梅、石榴、山楂、橙等。因辛甘可助陽生火，所以肝火旺盛之人，應儘量避免食用辛辣、油炸、肥甘、厚味、溫熱、濕膩的食物；而酸甘則能化陰生津，平時可多食用一些既酸又稍帶甜的食品，如草莓、番茄、烏梅等，以化津生液，補陰血、退虛火。

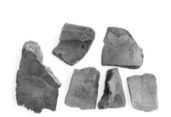

龜板能滋腎潛陽，益腎健骨，養血補心。

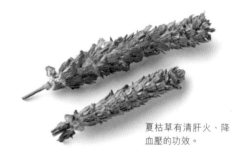

夏枯草有清肝火、降血壓的功效。

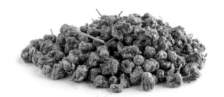

野菊花有清肝火的作用，可泡茶飲用。

青色食物幫你減輕肝臟負擔

　　肝主青色，酸味補肝。因此，在五色食物中，青（綠）色食物最養肝。青色類食物中含有大量的膳食纖維，它能促使腸胃的蠕動，幫助體內代謝產物的排泄，從而減輕肝的負擔，這樣一來也就間接地起到了保護肝的作用。

　　青色食物以入肝經為主，在體內常扮演着「清道夫」和「守護神」的角色，起着清熱解毒、疏肝強肝的作用，同時還能減輕和消除各種毒素對人體健康的損害，增強機體的免疫力，消除疲勞，如綠豆、菠菜、西蘭花、黃瓜、絲瓜、芹菜、青椒、茼蒿、萵筍、薺菜、油菜、四季豆、通菜、苦瓜等。

　　肝火旺的人，在飲食上要多吃含維生素的蔬菜和水果，多喝水，少喝酸甜飲料，少吃辛辣、煎炸食品。其中，紫甘藍、椰菜花、山楂、蘋果、葡萄等食物不僅富含礦物質，鈣、鎂、矽的含量尤其高，有寧神、降火的功效。草莓雖然不屬於青色食物，但有很好的清暑、解熱、除煩功效。番茄也不屬於青色食物，但能清熱解毒、平肝去火。雖然現在一年四季都可以買到番茄，但番茄是夏季的時令蔬菜，只有夏季的番茄營養最豐富。

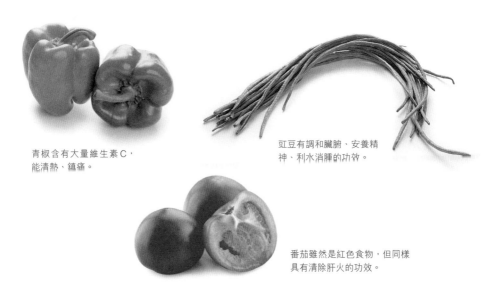

青椒含有大量維生素C，能清熱、鎮痛。

豇豆有調和臟腑、安養精神、利水消腫的功效。

番茄雖然是紅色食物，但同樣具有清除肝火的功效。

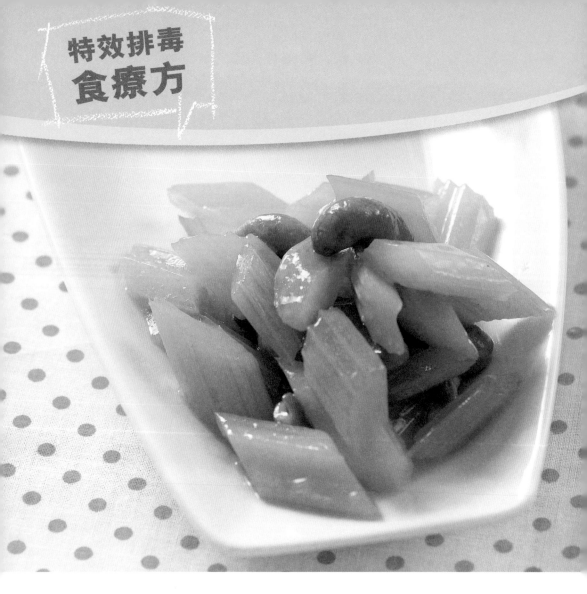

西芹腰果

🌿 平肝清熱
祛風利濕

原料：西芹200克，腰果、豬瘦肉各50克，蔥、蒜、醬油、鹽各適量。

做法：① 蔥切段；蒜切末；豬瘦肉洗淨，切片；西芹洗淨，切段。

② 油鍋燒熱，放入腰果，炒熟，撈出。

③ 鍋中加適量油，放入豬瘦肉片，然後加醬油、蔥段、蒜末爆香。

④ 放入西芹段翻炒，加適量鹽。

⑤ 待西芹炒熟後，放入腰果，翻炒幾下即可。

功效分析

西芹是降血壓、軟化血管功效最強的食物之一，還能助肝排毒。它還含有大量的鈣質和鉀，對身體十分有益。不過，備育男性要少吃芹菜，以免對生育造成影響。

韭菜炒蝦仁

調經散寒
護膚明目

原料：韭菜 200 克，蝦仁 50 克，料酒、高湯、蔥、生薑、蒜、麻油、鹽各適量。

做法：① 蝦仁洗淨，除去蝦腸，瀝乾水分。

② 韭菜洗淨，切成 3 厘米左右的小段；蔥、生薑、蒜切絲，備用。

③ 油鍋燒熱，放入蔥絲、薑絲、蒜絲炒香，然後放入蝦仁煸炒。

④ 放入料酒、高湯、鹽稍炒，然後放入韭菜段。

⑤ 大火翻炒片刻，淋入麻油即可。

功效分析 韭菜性溫，有補腎補陽、祛陰散寒的功效。春季的韭菜正當時，口感也最好，而且符合春季陽氣升發的特點，可增強脾胃之氣，有益肝臟排毒。

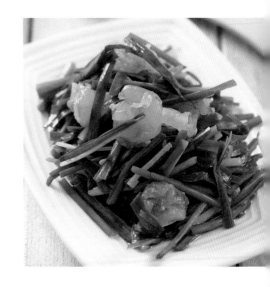

番茄燉牛腩

養陰涼血
生津止渴

原料：牛腩 250 克，番茄 2 個，洋蔥 1 個，鹽適量。

做法：① 牛腩切成小塊，用開水焯一下，撈出備用。

② 番茄、洋蔥分別洗淨，切塊，一同放入湯鍋中。

③ 加適量水，大火煮開後，放入牛腩，轉小火繼續煲 80 分鐘。

④ 加鹽，用大火煮 10 分鐘即可。

功效分析 番茄性涼，微寒，有清熱止渴、養陰涼血的功效，加熱後茄紅素的活性會有所提高，有利於排出體內多餘的自由基，延緩衰老。

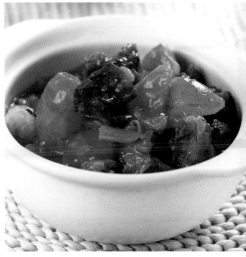

蒜蓉油麥菜

清肝利膽
健胃消食

原料：油麥菜 300 克，蒜、鹽各適量。

做法：① 將油麥菜洗淨，用手撕成段。

② 蒜拍碎，剁成蒜蓉。

③ 油鍋燒熱，放入油麥菜段和蒜蓉，迅速翻炒。

④ 炒至油麥菜顏色翠綠時，加鹽調味即可。

功效分析 油麥菜具有清肝、利膽的功效，可以改善肝臟功能，助肝排毒，還能刺激消化液的分泌，促進食慾。

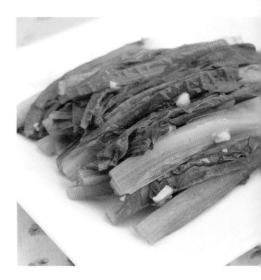

冬菇油菜

活血化瘀
散血消腫

原料：冬菇 6 朵，油菜 250 克，鹽適量。

做法：① 油菜洗淨，切段，梗、葉分開放置。

② 冬菇洗淨，用溫開水泡開後去蒂。

③ 油鍋燒熱，放入油菜梗，燒至六成熟時加鹽，放入
油菜葉同炒。

④ 放冬菇和泡冬菇的溫開水，燒至油菜梗軟爛即可。

功效分析 油菜性涼，入肝、脾、肺經，可行滯活血、消腫
解毒、破氣消腫，而且油菜中所含的成分能促進血液循環，
增強肝臟的排毒機制。

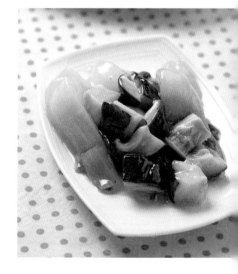

什錦西蘭花

清熱解渴
補脾和胃

原料：西蘭花、椰菜花各 200 克，紅蘿蔔 100 克，白糖、醋、
麻油、鹽各適量。

做法：① 西蘭花、椰菜花分別洗淨，撕成小朵；紅蘿蔔去皮，
切片。

② 將所有蔬菜放入開水中焯熟，晾涼。

③ 盛盤，加白糖、醋、麻油、鹽，攪拌均勻即可。

功效分析 常吃西蘭花和椰菜花能增強肝臟的解毒能力，提
高機體免疫力，防止感冒和壞血病的發生。

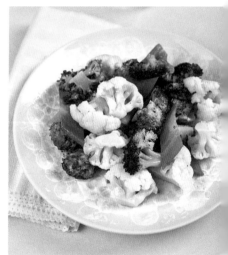

奶汁燴生菜

清肝利膽
鎮痛催眠

原料：生菜 200 克，西蘭花 100 克，鮮牛奶 125 毫升，生粉、
高湯、鹽各適量。

做法：① 生菜、西蘭花洗淨，切成小塊。

② 油鍋燒熱，倒入切好的生菜、西蘭花翻炒。

③ 加鹽、高湯調味，盛盤。

④ 煮鮮牛奶，加高湯、生粉熬成濃汁，澆在菜上即可。

功效分析 生菜，顧名思義，適合生吃，有清肝利膽、消炎
殺菌的功效，對人體排毒十分有益。但生菜植株低矮，病蟲
害較多，難免噴灑農藥，所以最好還是加熱後食用。

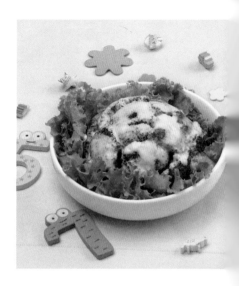

涼拌通菜

清熱涼血
利尿除濕

原料：通菜 250 克，蒜、麻油、鹽各適量。

做法：① 蒜切末；通菜洗淨，切段。

② 水燒開，放入通菜段，燙 2 分鐘，撈出。

③ 將蒜末、鹽與少量水調勻後，再淋入麻油，做成調
味汁。

④ 將調味汁和通菜段攪拌均勻即可。

功效分析 通菜味甘，性寒，入肝、心、大腸、小腸經，具
有清熱涼血、利尿除濕的功效，能有效排出人體內的濕毒。

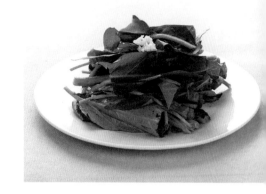

涼拌苦瓜

清熱祛暑
解勞清心

原料：苦瓜 100 克，麻油、鹽各適量。

做法：① 苦瓜洗淨，切片，放入開水中焯燙。

② 將苦瓜片放入涼開水中，浸泡片刻後撈出。

③ 加入適量麻油、鹽，攪拌均勻即可。

功效分析 苦瓜具有清熱解毒、止渴除煩的功效，是降火的
最佳食物之一。這道涼拌苦瓜既能祛暑降火，又能最大程度
地保留苦瓜清脆的口感，很適合在上火、食慾不振的時候食
用。

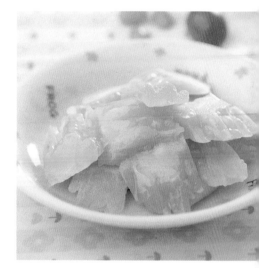

陳皮海帶粥

清熱利水
安神健體

原料：海帶、粳米各 50 克，陳皮、白糖各適量。

做法：① 陳皮洗淨；海帶洗淨，用水浸泡 2~4 小時，切成碎
末。

② 粳米淘洗乾淨，放入鍋中，加適量水煮沸。

③ 放入陳皮、海帶末，不停地攪動，用小火煮至粥將
熟，加白糖調味即可。

功效分析 經常食用陳皮海帶粥能排除體內的毒素，緩解肝
的排毒壓力。而且，陳皮海帶粥具有補氣養血、清熱利水、
安神健身的功效，適合脾胃不和、身體虛弱的人食用。

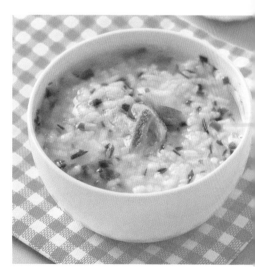

豬肝菠菜粥

 清熱解毒
補益元氣

原料：鮮豬肝 20 克，粳米、菠菜各 30 克。

做法：① 鮮豬肝洗淨，切末；粳米淘洗乾淨。

　　　② 菠菜洗淨，切段，用開水焯燙。

　　　③ 將粳米放入鍋中，小火煮至七成熟。

　　　④ 再放入豬肝末、菠菜段，煮至熟透即可。

功效分析 中醫理論有以臟補臟的說法，肝不好的人可以吃些豬肝、雞肝，幫助肝排毒，還能補肝明目、養血抗癌。由於動物肝臟中膽固醇含量較高，所以患有高血壓、冠心病的人不宜食用。

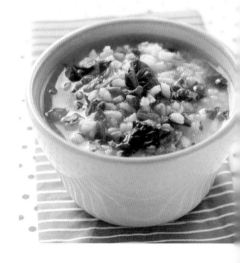

綠豆蕎麥糊

 安和五臟
清熱解毒

原料：蕎麥 70 克，綠豆 50 克。

做法：① 綠豆洗淨，用水浸泡 10~12 小時。

　　　② 蕎麥洗淨，浸泡 3 小時。

　　　③ 將蕎麥、綠豆放入豆漿機中，加水至上下水位線之間，製作完成即可。

功效分析 綠豆能清熱解毒，蕎麥能軟化血管，都是清肝明目的好食物。中醫理論認為，綠豆清熱之功在皮，解毒之功在肉。這款綠豆蕎麥糊偏於解毒，消暑則首選大火煮沸的綠豆湯。

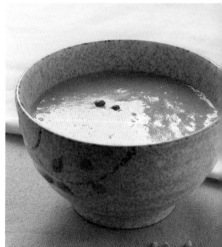

山楂冰糖茶

 降壓降脂
開胃消食

原料：山楂 30 克，綠茶 5 克，冰糖適量。

做法：① 將山楂洗淨切片，冰糖搗碎。

　　　② 砂鍋內加水適量，放入山楂片。

　　　③ 煎煮 10~15 分鐘後，放入綠茶，再調入冰糖即可。

功效分析 山楂是降壓降脂、健脾開胃、消食化滯、活血化瘀的良藥，能排出體內的瘀毒，淨化血液。怕酸的人可以多放一些冰糖，以減輕酸味。吃後要即時漱口，以免損害牙齒。

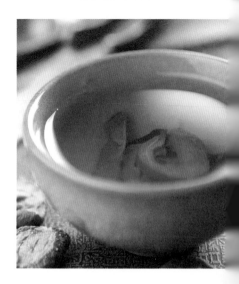

山藥枸杞豆漿

補益肝腎
滋潤血脈

原料：山藥 120 克，黃豆 40 克，枸杞子 10 克。

做法：① 山藥去皮，洗淨，切塊。

　　　② 黃豆洗淨，浸泡 10~12 小時；枸杞子洗淨，泡軟。

　　　③ 將所有材料放入豆漿機中，加水至上下水位線之
　　　　間，製作完成即可。

功效分析 山藥有健脾補虛、補肝益腎、固腎益精、益心安
神等功效，不僅能排出人體內的毒素，還能消除人們的精神
毒素。挑選食材時，以肉質較硬、口感較乾的鐵棍山藥效果
最佳。

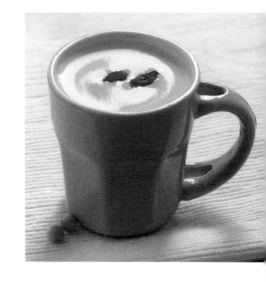

石榴蜂蜜汁

止瀉止血
明目生津

原料：石榴 1 個，蜂蜜適量。

做法：① 石榴洗淨，去皮留子。

　　　② 將石榴放入榨汁機中，加適量水榨汁。

　　　③ 製作完成後過濾，加適量蜂蜜調味即可。

功效分析 石榴具有清熱解毒、補血活血和止瀉的功效，非
常適合久瀉患者以及經期過長的女性食用。榨汁的時候可以
放一點石榴皮進去，對女性排毒養顏、保養皮膚十分有益。

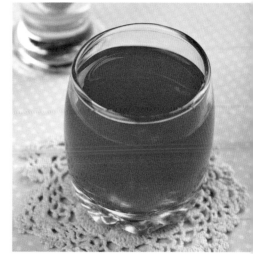

紅蘿蔔橙汁

和中開胃
解毒醒酒

原料：橙 2 個，紅蘿蔔 1 根。

做法：① 橙洗淨，去皮，掰開。

　　　② 紅蘿蔔洗淨，去皮，切塊。

　　　③ 將橙瓣、紅蘿蔔塊放入榨汁機中，榨汁即可。

功效分析 橙味甘酸，能和中開胃、寬膈健脾。經常在外應
酬、喜歡喝酒的人可以在餐前或餐後喝一些橙汁，以減輕肝
的排毒負擔。

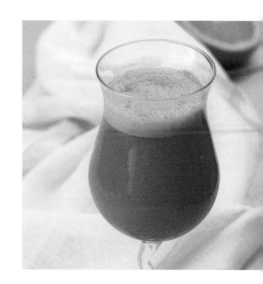

第五章

排脾毒
管好你的健康銀行

《素問·靈蘭秘典論》中有「脾胃者，倉廩之官，五味出焉」，將脾胃比喻成人體中的倉廩之官。設想一下，假如一個人總是取錢，很少存錢，將來如何生活？人體也一樣，如果總是在損害健康，不注意保養，那麼，這副軀殼遲早要被掏空。

脾是後天之本

五臟之中脾屬土，土為萬物之母，有厚土之德，既是生命的起點，也是生命的終點。看似地位卑賤，其實可以化生氣血，滋養萬物，是人得以生息的後天之本。脾的特性是喜溫怕寒，喜燥惡濕，生活處處要注意，自然界中的凍土尚不能生長草芥，人體的脾土同樣如此。飲食無度，寒涼無忌，只會令內臟受傷。養護脾胃，讓它好好發揮功能，才能令氣血充盈，陽氣升降無憂。

所有的生命活動都離不開脾胃

中醫認為，脾主運化，這「運」指的是運輸和分佈，而「化」則是變化、轉化的意思。因為在人的一生中，除了胚胎期間主要依賴母體的營養生存之外，出生後隨着體內消化器官的逐漸成熟，就需要通過攝入各種食物，來滿足自身的營養需求。

人體吃進的食物並不是被直接吸收和利用的，而是需要通過脾胃等器官，對攝入的水穀（食物）進行腐熟、運化、升清、降濁等一系列的生理代謝，以化生氣血、津液，營養臟腑經絡、四肢百骸。如果人的脾胃運化功能異常，就會出現機體的消化吸收障礙、營養不良、氣血不足、經脈空虛、肌肉萎縮等各種病變。所以中醫認為，雖然人以水穀為食，但所有的生命活動都離不開脾胃的受納與運化。

人體中需要經過脾胃運化的物質，一是水穀之精微，可以認為是現代營養學中含有碳水化合物、脂肪、蛋白質、礦物質、維生素等營養成分的各種食物；二是承擔着人體新陳代謝中最重要的運輸載體、生化反應媒介等作用的水液。其中的水穀部分，先是入胃腐熟，再經脾的運化和升清，上輸於心肺，通過肺氣的宣發、肅降、散佈，營養全身，所以《素問・奇病論》説：「五味入口，藏於胃，脾為之行其精氣。」

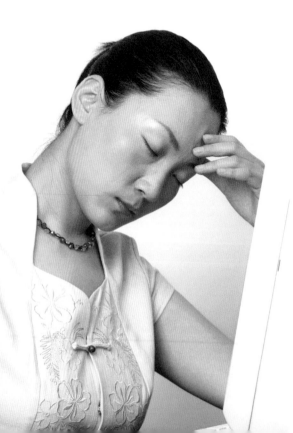

脾胃不健易導致食慾不振、
頭暈耳鳴、身倦乏力等症。

「倉廩」牢固，身體才健康

氣、血、津液是構成人體、維持人的生命活動的三大基本物質。人的五臟、六腑、經絡、筋肉、骨骼、皮膚，沒有一樣離得開氣、血、津液的溫煦、滋潤、營養。只有氣血旺盛、津液充沛，臟腑得養、經絡通暢，神明才安，人才可以健康長壽。

一個人若想維持其生命的存在與延續，首先就必須不斷地攝入食物，並將其轉化成生命活動所需的各種營養物質。因而古人常說「民以食為天」，其實光吃沒用，它必須轉化成人體所能吸收和需要的氣、血、津液才好。

中醫將人體中除血液之外，一切正常的水液統稱為津液。津液主要來源於飲食水穀，隨後經脾的運化、升散，肺的通調，腎的氣化，肝的疏泄，上、中、下三焦的霧、漚、瀆，運行於全身，並發揮其滋潤器官、濡養全身的作用。

水液進入人體後，一部分為脾胃吸收、運化，散佈全身，發揮其滋潤、滑利、營養作用；另一部分則通過肺和腎的氣化，化為汗液、尿液，排出體外。如果脾運化水液的功能失常，水液無法正常佈散或排泄，停滯於體內，就會引發濕、痰、飲等病理產物，或產生水腫。

這其中，由於脾處在中焦樞紐的位置，對於水液的代謝尤為重要。但正如古人所云「水能載舟，亦能覆舟」，如果脾失運化、脾陽不振、脾氣不升，就會水液泛濫，積水成飲、聚水為痰、水濕停滯，引發諸多疾病。中醫將此類疾病中的虛證，稱之為脾虛生濕，其實由外感濕邪所致的病證，也常會傷及脾胃。所以體內大凡與水濕有關的病證，中醫都會以醒脾、健脾，尤其是振奮脾陽、補益脾氣之法，祛水利濕。

需要注意的是，常吃辛辣刺激食物、飲食不節制的人容易水腫，調整飲食就會有所改善。

還有一個特殊人群——孕婦，大部分的孕婦到孕中期的時候也會出現水腫。一種是子宮增大壓迫下肢，使血液回流受到影響，尤其是下肢水腫比較嚴重。這時候注意清淡飲食、適當運動就能使水腫消退。另一種是全身水腫，即醫學上的奼娠水腫。如果懷孕 7 月後出現每週體重增長過快的情況，就要引起足夠的重視，及時就醫。

哪些症狀 表明你的脾中毒了

脾胃不好的人主要是消化問題，多數是由飲食不節、思慮過甚引起的。常見的症狀都不顯眼，所以很容易被忽視，比如腹脹、胃脹、大便溏稀等。但脾胃一旦受損，就需要漫長的時間進行調理。

1

舌苔白滑，有齒痕

很多人的舌苔都是白色的，這點並不奇怪，如果沒有其他異常，只能算是個體差異。有的人把舌苔刮下來，其實並不正確。舌苔能反映人的身體狀況，但不能改善人的身體狀況。

如果舌苔白，感覺滑膩，還有齒痕，那就有可能是脾虛。中醫認為，由於脾虛而不能運化水濕，濕瘀滯於舌，導致舌體肥大，而受到牙齒擠壓形成齒痕。此時，要少吃寒涼的食物，以免刺激脾胃，多吃素食少吃肉，慢慢調整腸胃的狀態。

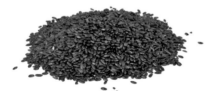

黑芝麻含有豐富的不飽和脂肪酸、維生素E，是滋補聖品。

2

身體水腫

一部分年輕女性天天喊着要消滅脂肪，吃了減肥藥卻不見好，反而經常壞肚子，折騰得面色蒼白。這可能是因為看着顯胖的不是脂肪，而是脾虛水腫的原因。脾虛水腫的症狀為全身水腫，以大腿、小腿等部分最嚴重。按下去的時候會凹陷，不容易反彈。總覺得胃裏脹，食量減少了不說，臉色也不好。

其實，這些都是飲食不節、心情抑鬱、思慮過甚、勞逸失調等原因引起的脾虛。由於脾臟受到損害，運化水濕功能失常，就會導致水液在體內滯留，形成水腫。

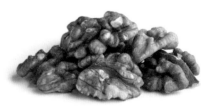

核桃性溫味甘，既健脾又補腎。

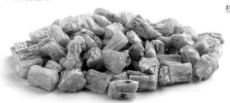

黨參具有補中益氣、健脾益肺的功效。

3

白帶過多

脾主管體內排濕，如果濕氣過多，超過了脾的吸收範圍，就會出現體內濕氣過盛，白帶增多是其中的一個體現。另外，大便溏稀、腹痛綿綿、四肢冰冷、小便短少、腹脹食少都是脾陽虛的表現。

人的脾一旦形成陽虛，消化功能就日漸變差，食慾不振。這一類人可以常吃性溫味甘的食物，如糯米、黑米、高粱、黍米、燕麥和南瓜、扁豆、紅棗、桂圓、核桃、栗子等。

4

臉上長斑

相比於男性，女性長斑的原因很多。大部分的長斑都是內分泌引起的，只能調理，很難治癒。而其他的原因比較雜亂，難以一一分辨，因為精神壓力大、情志失調、神經功能紊亂、身體過度疲勞等都會引發色素沉積。

從中醫的角度看，斑就是瘀血。臉上長斑常和氣滯血瘀有關，除了養成良好的生活習慣，保持樂觀的情緒，還要辨證治療。

5

唇色蒼白，周圍長痘痘

口唇周圍都屬於脾，當脾中的毒素無法排出體外，蓄積的毒素就要找機會從這些地方爆發出來。因為脾開竅於口，口唇也被認為是脾之官，口唇的色澤代表了氣血的盛衰。當脾失健運時，氣血虛少，唇舌就會蒼白，甚至萎黃不澤，而口唇周圍的痘痘也會趁機冒出來。

遇到這種情況，平時可以吃一些具有補脾氣、性平味甘或甘溫、營養豐富、容易消化的食物，如黨參、蓮子、山藥、蓮藕、粟子、扁豆、豇豆、紅蘿蔔、馬鈴薯、洋葱、平菇等食物。忌吃性質寒涼、味厚滋膩、利氣消積等損害脾氣的食物，如苦瓜、冬瓜、海帶、螃蟹、鴨肉等。

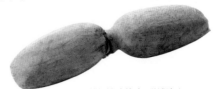

蓮藕能健脾養肺、滋補陰血。

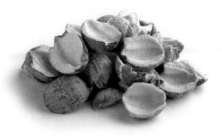

蓮子有清熱、固精、安神、強心、降壓的功效。

最「傷脾」的壞習慣 你佔幾個

如果脾受到損傷，機體的防禦能力和產生抗體的能力就會下降，所以必須很好地保護脾臟。而保護脾臟，首先就要與我們生活中的不良習慣作「鬥爭」，改變這些傷脾的生活習慣，讓身體更接近健康。

暴飲暴食	飲食不節、暴飲暴食，會使大量積食停滯在消化道內，不僅令脾胃難以運化，而且阻礙氣機的運行，出現脘腹脹滿、食慾下降、噁心嘔吐等不適。中醫將這種因飲食過量誘發的病證，稱之為食積內停。 俗語說「要想身體好，每餐七分飽」。飲食有節、食不過飽，一直被歷代養生學家奉為圭臬，在中醫界就一直流傳着這樣一句話：「若要小兒安，留得三分饑與寒。」
久坐不運動	中醫認為，人的保健養生重在平衡，凡事皆不可過度。按照《素問‧宣明五氣》所說，「久視傷血，久臥傷氣，久坐傷肉，久立傷骨，久行傷筋」。中醫將這種長時間累積造成的損傷稱為「五勞所傷」，其中與脾關係最為密切的就是「久坐傷肉」。 《素問‧痿論》中明確指出「脾主身之肌肉」，脾胃作為人體的「氣血生化之源」，化生氣血以養肌肉，所以只有脾胃健、氣血旺，肌肉才會強壯有力。
久服苦寒藥	凡是有清熱、解毒、涼血功用的藥基本上都是苦寒藥，是進攻性質的藥物，日常生活中常見的牛黃解毒片、牛黃解毒丸、板藍根等都是苦寒藥，必須有實火才能服用。而一些身形瘦削、面色偏黃、略顯蒼白、口唇色淡的患者往往不是火症，不適宜吃苦寒藥。 有的人，稍有感冒就吃板藍根，還有的用牛黃解毒片美容，這些都是濫用藥物的情況。副作用就是出現胃口變差、胃痛、噁心、出虛汗、腹瀉、腹脹等脾胃虛寒之象，用久了會使人的抵抗能力變差。

經常吃 生冷食物	脾胃作為消化器官，是食物的加工工廠。按照中醫理論，食物之中有寒、熱、溫、涼之分，攝入過於寒涼的食物對脾胃造成的傷害最大。 中醫所講的食物寒、熱、溫、涼，這四種特性是食物本身的自然屬性，是中醫對食物作用於人體後發生反應的歸納與總結。如中醫認為蟹性較寒，在蒸螃蟹時用紫蘇葉同蒸，食用時蘸一些薑汁，調料中加一點芥末，再喝適量黃酒，其目的都是為了驅除食物中的寒氣，保護脾胃中的陽氣。
居住在 寒濕重的 地方	於工作或其他的原因，有些人或住地潮濕，或以水為事，或淋雨涉水，時常會受到濕邪的侵襲。脾的最大特點就是「喜燥惡濕」，因為五行中脾屬土，非常需要陽氣的溫煦、蒸騰、氣化，以化生氣血，傳輸津液。 因此在日常生活中，必須盡可能遠離濕氣、濕地；選擇食品時，不可過於生冷，以護脾中陽氣；住所要通風，因風為陽，濕為陰，中醫認為風能勝濕。居室濕氣較重時，應多通風，以降低室內的濕度。

對症排毒
按摩法

脾的主要功能就是運化，攝入水穀精微和水液，將其轉化為氣血津液，隨後再通過心肺輸送至全身各個臟腑組織，供應人體生命活動之需，因而中醫中脾多虛證，少實證。就是實證之中也常夾有虛象，如食積濕阻者，時間一長必有脾虛。中醫非常重視「後天之本」脾胃功能的調養，其中方法之一就是手法按摩，推揉脾經以助運化。

脾運化不利，腹部肥胖：按揉帶脈

很多人都有這樣的困惑：為什麼我吃得這麼少，肚子上的肉怎麼還是那麼多？減肥雖然不是一朝一夕的事情，但一直沒有成效，很可能是沒找對原因。

現在的人久坐不動，最傷脾，導致運化不利，所以人們經常遇到的腹部贅肉、啤酒肚都是脾出現問題導致的。

這裏給大家介紹一個神奇的地方——帶脈。我們知道，人體中有奇經八脈，而帶脈就是其中之一。顧名思義，帶脈就像一條帶子一樣，繞身一周。我們以肚臍為中心畫一條橫線，再以腋下前端為起點畫一條豎線，兩條線的交點就是帶脈穴。按摩的時候，用手掌的大魚際，也就是拇指指根下面隆起的地方，把帶脈整個揉一遍。每天2次，每次5~10分鐘，然後按壓帶脈上比較痛的部位。堅持下去，腹部肥胖就會逐漸改善，效果很好還不反彈。

按揉帶脈可以讓氣血運行加快，改善腰部冰涼、腰部酸痛、痛經等症狀。這是因為按揉帶脈能強健脾陽，振奮陽氣，化解腹部積聚的水液痰濕。而且，按揉帶脈還可以增強腸道蠕動，促進排便，一舉兩得。

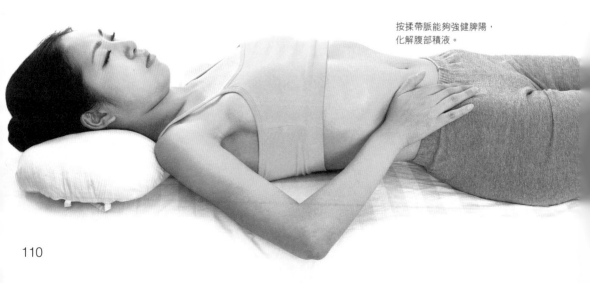

按揉帶脈能夠強健脾陽，化解腹部積液。

胃痛、腹脹、食慾不振：按摩太白

「太白」是古代一個星宿的名字，傳說中的太白星有平定戰亂、利國安邦的能力。人體中的穴位能與「太白」同名，可見其作用不同尋常。

太白承擔着足太陰脾經供養之源的責任，而且我們通過該穴，還可知曉脾之虛實，治療脾之病患。《靈樞·九針十二原》中云：「五臟有疾也，應出十二原，而原各有所出。明知其原，睹其應，而知五臟之害也。」原穴是十二經脈在腕、踝關節附近部位的重要穴位。元氣源於腎間動氣，是人體生命活動的原動力，通過三焦運行於五臟六腑，通達頭身四肢，是十二經脈維持正常生理功能的根本。因此臟腑發生疾病時，就會反映到相應的原穴上來，通過原穴的各種異常變化，又可推知臟腑的盛衰。因此，在臨床上按壓太白，觀察其有無痠麻、脹痛等感應，即中醫所說的得氣感，可作為判斷脾內是否出現疾患的依據之一。

按摩太白除了可治療胃脘疼痛、食慾不佳、腹部脹滿、嘔吐泄瀉等脾胃兩經病變之外，但凡體內出現氣血不足之證，都可取而用之。如女性的崩漏、月經淋漓不盡等病，也可以揉按太白穴，以益氣健脾、固攝統血。

按摩太白穴時，可以拇指的指腹垂直按壓於穴位之上，以局部出現痠脹、沉重等得氣感為好，每次數分鐘。另外，經常按摩此穴，對胃痛、食慾不佳、腹脹都有很好的療效。久病後脾胃虛弱、身體沉重、疲勞乏力難以復原者宜多按。

太白：足大趾與足掌所構成的關節，後下方掌背交界線凹陷處即是。

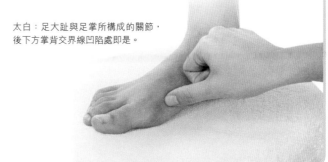

月經不調，產後惡露不淨：按壓三陰交

　　三陰交所處的位置是足太陰脾經、足厥陰肝經與足少陰腎經三條經絡的相交之處。再加上五行中，「脾為土、肝為木、腎為水，土為木剋，木由水生，土又剋水」，這三者關係你中有我，我中有你，既相互滋生又相互剋制，因而三陰交可補可瀉，能生能剋，作用非同一般。

　　尤其是對女性而言，三陰交穴的意義更為重大，有「女三里」之稱。因為女性為陰柔之體，其經、帶、胎、產等生理功能，與肝、脾、腎的關係均十分密切。其中脾主運化，生氣血、攝血液；肝藏血，為女性之本；腎藏精，主生殖。所以三陰交雖然為脾經之穴，卻內含脾、肝、腎三經，刺激一穴，便可健脾益氣、柔肝養血、益腎固本，這種特殊功效在整個經絡中都十分少見。

　　由於三陰交一穴通三經，因此在臨床上它的治療作用非常廣泛，既可治療腹瀉、胃痛、呃逆、小便不利、陽痿早洩、失眠多夢等症，又能緩解女性的痛經、月經不調、帶下、不孕不育、產後惡露不淨等病。

　　按摩時可用拇指的指端向下按壓，每天早晚各1次，每次兩足各按數分鐘。但要注意，女性在月經期間，若經量較多時慎按此穴，女性懷孕時則禁按此穴，因為此時按摩會導致子宮收縮，造成經血量增多或引發流產。

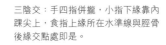

三陰交：手四指併攏，小指下緣靠內踝尖上，食指上緣所在水準線與脛骨後緣交點處即是。

陰血旺盛，皮膚粗糙：按摩血海

　　就中醫而言，人的養生保健，就是調節氣和血，中醫稱「正氣存內，邪不可干」、「邪之所湊，其氣必虛」；而氣血本為一家，「氣為血帥，血為氣母」，五臟中生化氣血者為脾，脾運興旺，氣血才會充沛，血海方可豐盈。反之，刺激血海、疏通脾經，也能促進脾胃的運化、氣血的生成。

　　血海是脾經之穴，按照脾生血、統血的原理，其第一個功能就是固攝血液，治療各種出血病證。第二個功能則是養血祛風。中醫稱，「治風先治血，血行風自滅」，因為風為陽邪，乃陰血不足、皮膚失養所起，只要陰血旺盛，風邪便難以肆虐；所以治療皮膚過敏瘙癢，可取血海穴。而它的第三個功能就是養顏美容，尤其是女子「以血為本」，血虛則無法養容，色斑、粗糙、皺紋便時有發生。

　　屈膝時，在大腿內側，位於髕底內側端上2寸，當股四頭肌內側頭的隆起處。伸直大腿時，膝蓋內側會出現一個凹陷，該處往大腿方向三橫指處，即為血海穴。平時可利用空閑之餘，經常按摩血海穴，以補氣益血。也可選擇質地柔軟的刷子，在血海穴上來回摩擦，也能起到很好的保健作用。

血海：屈膝90°，手掌伏於膝蓋上，拇指與其他四指呈45°，拇指指尖處即是。

排脾毒
該吃什麼

氣血、津液、精髓等都化生於脾胃，脾胃健旺，化源充足，臟腑功能才能強盛；脾胃又是氣機升降運動的樞紐，脾胃協調，可促進和調節機體新陳代謝，保證生命活動的協調平衡。

甘味食物最補脾

不知道大家有沒有注意到，吃米飯、喝米粥、吃粟米棒的時候，會覺得嘴裏有淡淡的甜味。一些補藥如人參、桂圓、紅棗、山藥等，吃起來也會有些甜。其實，五穀皆生於土，屬於甘味食物，最養脾胃。我國的主食以米、麵為主，搭配雜糧食用，是很養脾胃的。

人體的臟腑中，脾的作用主要是運化。飲食通過脾胃的腐熟，變為水穀精微，即人體消化吸收的營養物質，再由脾將水穀精微輸佈到全身。而甘味食物具有滋養、補脾、緩急、潤燥的功效，能幫助脾運化。

《素問・宣明五氣篇》中有「甘走肉」，因為甘味有滋養肌肉的作用，脾運功能健全，就會顯得形體豐滿、面色紅潤。由於甘味歸屬於脾胃，所以多能補中焦脾胃之虛，不僅能改善脾胃，而且間接補益其他臟腑。體質虛弱、氣血不足的人，平時多吃甘味的食物，能逐步改善體質，強身壯體。

相對而言，甘味是五味中即使攝入偏多也最不易對人體造成損傷的味道，因為甘味在五行屬土，土能生養萬物，對人體的補養作用最強。但過猶不及，過度進食甘味，土重剋水，不但起不到滋養的作用，反會使顏面發黑，腎氣失去平衡，同時會使骨骼疼痛，頭髮脫落。因此，吃甘味食物也要適量。

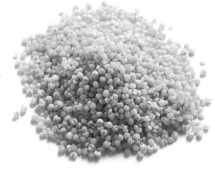

小米健脾和胃，還有壯陽、滋陰的功效。

黃色食物讓你的脾胃舒舒服服

　　五行中黃色為土，五臟中脾為土，因此根據中醫理論，黃色與脾土對應，所以黃色食品攝入體內後，主要作用於中土（脾胃）區域。小米、粟米、南瓜、黃豆等黃色食物，都是健脾養胃之佳品。

　　現代研究發現，黃色食品中的維生素A、B族維生素、維生素D、胡蘿蔔素的含量十分豐富。雖然從營養學角度而言，維生素並不含有能量，但人體的消化吸收、新陳代謝，大多離不開維生素的輔助和促進作用。

　　另外，一些白色食物炒黃後也可健脾。比如說，中醫認為熟薏米的健脾功效要勝過生薏米，因此臨床上常會讓脾虛者將白色的生薏米放入鍋內炒至微黃，變成熟薏米後再服用。

　　以薏米入藥或食用，可健脾滲濕。五味中甘味入土健脾，淡味滲濕泄水。而薏米性味甘、淡、微寒，正好入脾、胃、肺三經，具有利水消腫、健脾去濕、舒筋除痹、清熱排膿等功效。所以在臨床上它常被用於脾虛泄瀉、食慾不振、尿少水腫、腳氣（維生素B_1缺乏症）、尿路感染、青春痘、扁平疣等症的治療。

　　中醫認為，薏米「最善利水，不至耗損真陰之氣，凡濕盛在下身者，最宜用之」。現代人飲食過於豐盛，膏粱厚味攝入偏多，形體肥胖，血脂較高，而薏米中則含有較多的不飽和脂肪酸，既可利濕化痰，又能降低膽固醇，特別適合痰濕體質的人食用。

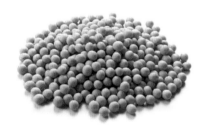

黃豆及豆製品有健脾益氣、清熱解毒的功效。

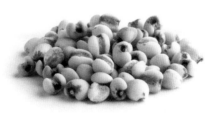

熟薏米的健脾功效勝過生薏米。

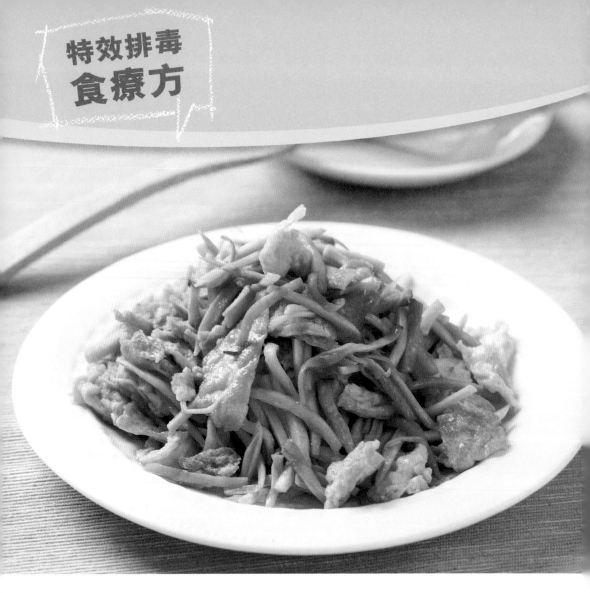

金針菜炒雞蛋

 健脾消食
明目安神

原料： 雞蛋 2 個，乾金針菜 50 克，生抽 1 勺，蔥、生
薑、鹽各適量。

做法：

① 乾金針菜用溫水泡 2 小時後，洗淨，摘去硬的花梗。

② 蔥、生薑切絲備用；雞蛋打入碗中，加適量鹽，打散。

③ 油鍋燒熱，倒入蛋液，炒熟，備用。

④ 鍋中留適量油，放入蔥絲、薑絲炒香，然後放入金
針菜翻炒。

⑤ 加生抽、鹽，倒入炒好的雞蛋，翻炒均勻即可。

功效分析

金針菜味甘，不僅能排脾
毒，還能健胃消食，滋潤皮
膚，增強皮膚的韌性和彈
力。鮮金針菜中含有秋水仙
城，有毒，經高溫焯燙或長
時間浸泡後才能食用。

冬菇娃娃菜

扶正補虛
健脾開胃

原料：娃娃菜 300 克，冬菇 30 克，蒜、白糖、鹽各適量。

做法：① 娃娃菜洗淨，去根；蒜切碎，剁成蒜蓉。

② 冬菇洗淨，去蒂，切塊，備用。

③ 油鍋燒熱，爆香蒜蓉和冬菇塊，然後放入娃娃菜翻炒。

④ 轉小火，加適量水燜煮，然後加入鹽、白糖調味，即可。

功效分析　冬菇味甘，性平，有扶正補虛、健脾開胃、祛風透疹、化痰理氣的功效。此外，除了含有大多數蘑菇都具有的營養物質外，還含有冬菇多糖等成分，能抑制腫瘤、降低血脂。

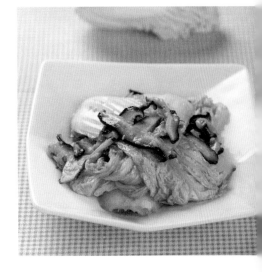

涼拌藕片

健脾益氣
養心補血

原料：蓮藕 250 克，蔥、生薑、蒜、白醋、鹽各適量。

做法：① 蔥切末；生薑切絲；蒜切片。

② 蓮藕洗淨，去皮，切片。

③ 蓮藕用熱水焯熟，放入蔥末、薑絲、蒜片、白醋、鹽，攪拌均勻即可。

功效分析　蓮藕具有很高的營養價值，但要注意區分生熟。生藕以消瘀涼血、清熱除煩為主；熟藕健脾益氣、養心補血。所以，熟藕適合脾氣虛弱者食用，而生藕適合胃火旺盛的人食用。

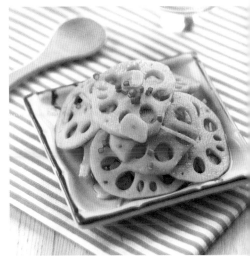

紫菜包飯

健脾暖胃
補益中氣

原料：糯米 100 克，雞蛋 1 個，海苔 1 張，火腿、黃瓜、沙律醬、米醋各適量。

做法：① 糯米蒸熟，倒入米醋，攪拌均勻，晾涼。

② 黃瓜洗淨，切條，加米醋醃製；火腿切條。

③ 油鍋燒熱，倒入打散的雞蛋，攤成餅狀，切絲。

④ 將糯米平鋪在海苔上，均勻擺上黃瓜條、火腿條、雞蛋絲。

⑤ 抹上沙律醬，卷起，切成 2 厘米左右的厚片即可。

功效分析

糯米能溫暖脾胃、補益中氣，經常食用，不僅滋補營養，而且可以強壯身體，抵禦外邪侵襲。反胃、食慾下降、尿頻的人可以多吃糯米，而老年人和兒童要少吃，因為糯米粘性大，不容易消化。

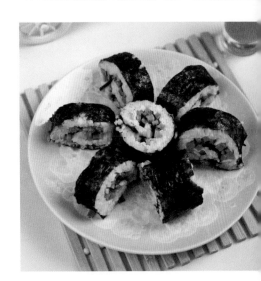

山藥扁豆糕

 養血止渴
健脾益胃

原料：山藥、紅棗各 200 克，扁豆 50 克，陳皮、生粉各適量。

做法：① 山藥洗淨，去皮，切成薄片；紅棗去核，對半切開。
陳皮切絲，扁豆碾呈泥狀，備用。

② 將山藥片碾碎，和扁豆泥、生粉和水攪拌成黏稠的
糊狀，放入碗中。將紅棗、陳皮絲均勻撒入碗中，
大火蒸 15~20 分鐘。

③ 待山藥扁豆糕微溫後，取出切塊即可。

功效分析 食慾不佳的人應該多吃山藥，以健脾利濕，排出
濕毒。

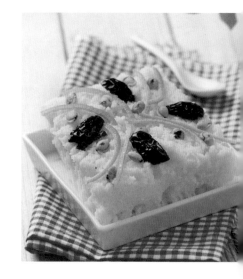

炒紅薯泥

 健脾開胃
益氣生津

原料：紅薯 2 個，白糖適量。

做法：① 紅薯洗淨，上鍋蒸熟後，趁熱去皮，搗成薯泥，加
白糖調味。

② 油鍋燒熱，晃動炒鍋，使油均勻鋪滿鍋底，防止紅
薯泥粘鍋。

③ 倒入紅薯泥，快速翻炒，待紅薯泥翻炒至變色即可。

功效分析 紅薯的暖胃、養胃效果很好，在寒冬季節吃一些
炒紅薯泥，既能暖胃，又能排寒毒。街邊賣的烤紅薯不一定
衛生，自己在家做一些湯粥更健康。

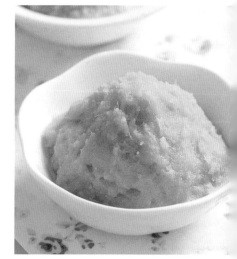

蘋果馬鈴薯泥

 健脾和胃
益氣調中

原料：蘋果、馬鈴薯各 1 個，核桃仁適量。

做法：① 馬鈴薯洗淨，上鍋蒸熟後去皮，切成小塊。

② 蘋果洗淨，去核，切成小塊。

③ 將馬鈴薯塊、蘋果塊倒入豆漿機，加適量水攪打細
膩。

④ 核桃仁掰碎，撒在蘋果馬鈴薯泥上即可。

功效分析 常吃馬鈴薯對脾胃虛弱、脘腹作痛、便秘的患者
很有幫助。這款蘋果馬鈴薯泥還富含膳食纖維，是排脾毒、
排腸毒的理想食療菜譜。

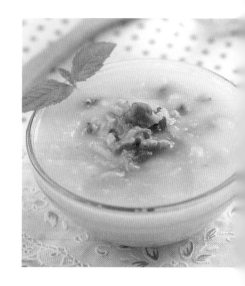

人參蓮子粥

 益智健腦
補脾益肺

原料：人參 10 克，蓮子 10 顆，粳米 100 克，冰糖適量。

做法：① 用水將人參浸潤，切成薄片。

　　　② 蓮子去心，淘洗乾淨，用水浸泡 3 小時左右。

　　　③ 粳米淘洗乾淨，和人參片、蓮子一同加水熬煮。

　　　④ 待粥熟後，加適量冰糖化開，攪拌均勻即可。

 此粥具有大補元氣、開竅益智的功效，不僅能助脾排毒，還能促進兒童智力發育。但人參是大補之物，不宜過多食用。

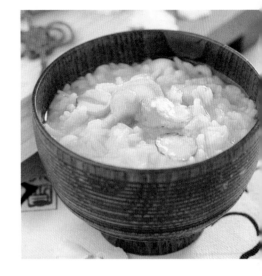

燕麥南瓜粥

調中開胃
潤腸通便

原料：燕麥 30 克，粳米 50 克，南瓜 1/2 個，蔥、鹽各適量。

做法：① 粳米淘洗乾淨，用水浸泡半小時。

　　　② 南瓜洗淨，去皮，切片；蔥切末，備用。

　　　③ 將粳米放入鍋中，加適量水，大火煮沸後，轉小火煮 20 分鐘。

　　　④ 放入南瓜片，小火煮 10 分鐘。

　　　⑤ 放入燕麥，繼續煮 10 分鐘，關火後，放入蔥末、鹽調味即可。

 南瓜性溫，有潤肺益氣、美容養顏、健胃消食等功效，能幫助脾胃排毒。胃脹、食慾不振的時候喝些南瓜粥可以促進消化，有效緩解胃部不適。

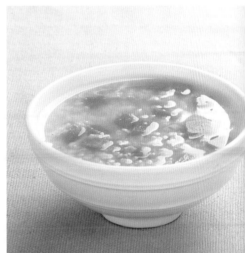

小米紅棗粥

滋陰養血
健脾消食

原料：小米 50 克，紅棗 6 顆，蜂蜜適量。

做法：① 紅棗洗淨，放入涼水鍋中，水完全沸騰後放入小米。

　　　② 熬煮過程中，撇去浮沫，除去雜質，轉小火煮至粥熟。

　　　③ 粥微溫後加一些蜂蜜，味道會更好。

功效分析 小米和紅棗都是非常好的補血食物，都適合熬粥。小米紅棗粥熬好後，表面漂浮的形如油膏的油狀物質即「米油」，能排寒毒。

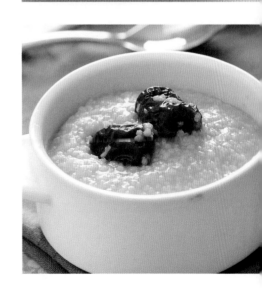

百合薏米糊

健脾益胃
補中安神

原料：薏米 50 克，乾百合 20 克，白糖適量。

做法：① 乾百合、薏米提前 3 小時用水浸泡，撈出，備用。

② 將薏米、百合一起放入豆漿機中，加水到上下水位線之間。

③ 製作完成後，按個人口味加適量白糖調味即可。

功效分析 薏米具有健脾益胃、清熱潤肺等功效；百合具有補中益氣、清熱解毒等功效。二者搭配，既能清肺潤肺，又可有效排出人體內的濕毒。

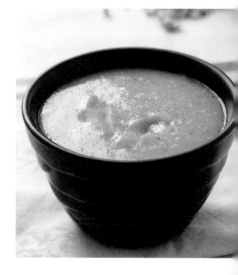

銀耳花生仁湯

滋陰潤肺
健脾養胃

原料：銀耳 15 克，花生仁 50 克，紅棗 10 顆，白糖適量。

做法：① 銀耳用溫水浸泡，洗淨；紅棗去核，洗淨。

② 鍋中加水煮沸，放入花生仁、紅棗。

③ 花生仁熟爛時，放入銀耳，加白糖調味即可。

功效分析 花生能助脾排毒，但不易消化，可以煮食、燉食。營養不良、食慾不振以及有高脂血症、冠心病等症狀的人可以經常食用。

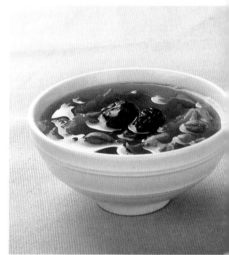

蛋香粟米羹

調中開胃
潤腸通便

原料：粟米粒 100 克，雞蛋 2 個，葱、白糖、鹽各適量。

做法：① 雞蛋打散，備用；葱切末。將粟米粒用攪拌機打成粟米蓉，放入鍋中，加適量水。

② 大火煮沸，轉小火再煮 20 分鐘。

③ 慢慢淋入蛋液，不停攪拌，大火煮沸後，加葱末、白糖、鹽調味即可。

功效分析 粟米有益肺寧心、潤腸通便的功效，能排出體內毒素，延緩衰老，有長壽食品的美稱。

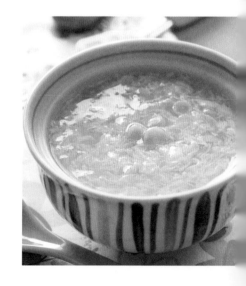

芒果西米露

 理氣止咳
健脾益胃

原料：芒果 1 個，牛奶 200 毫升，西米、蜂蜜各適量。

做法：① 鍋中加水煮沸，放入西米，中大火煮 10 分鐘後，關火燜 15 分鐘，取出用水沖涼。

　　　② 鍋中換水煮沸，放入沖涼的西米。

　　　③ 中大火煮 5 分鐘後，關火再燜 15 分鐘。

　　　④ 芒果洗淨，切丁，和蜂蜜、西米、牛奶攪拌均勻即可。

功效分析 這款芒果西米露適合消化不良、神疲乏力、毒素沉積的人食用，是美味的夏季甜點。

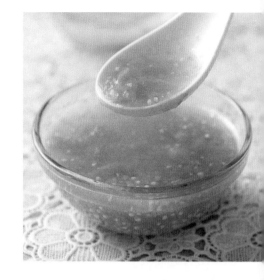

生薑橘皮飲

 開胃健脾
促進消化

原料：生薑、橘皮各 10 克，紅糖適量。

做法：① 生薑切絲；橘皮切碎。

　　　② 生薑絲、橘皮中加紅糖調味，攪拌均勻。

　　　③ 加適量水煮成糖水，當作茶飲即可。

功效分析 生薑能溫胃散寒，橘皮能開胃順氣，二者搭配，能讓人的脾胃得到很好的調養，開胃健脾、促進消化。在性質寒涼的食物中加一點生薑可以減少寒性，排出寒毒，不讓脾胃受損嚴重。

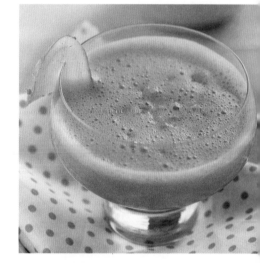

鮮奶木瓜雪梨

 潤肺止咳
健胃消食

原料：鮮牛奶 250 毫升，雪梨、木瓜各 100 克，蜂蜜適量。

做法：① 雪梨、木瓜分別用水洗淨，去皮，去核，切塊。

　　　② 將雪梨、木瓜放入燉盅內，倒入鮮牛奶和適量水。

　　　③ 大火燒開後加蓋，轉小火燉煮。

　　　④ 待雪梨塊、木瓜塊軟爛後，加適量蜂蜜調味即可。

功效分析 木瓜有健胃消食、舒筋通絡的功效，搭配雪梨、蜂蜜，還能潤肺止咳，是夏秋兩季的排毒佳飲。

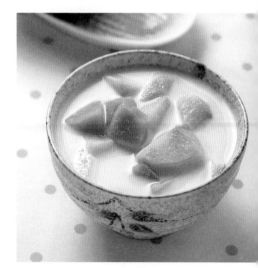

第六章

排肺毒
霧霾天，看好你的肺

《素問·陰陽應象大論》中記載：「天氣通於肺。」胃納脾化的精穀之氣要經脾臟的「升清」向上送達心肺，經過呼吸作用，與肺吸入的自然之氣混合，形成氣血，才能被運用以維持新陳代謝。而霧霾天、二手煙，甚至廚房的油煙都有可能使人的肺受到嚴重的損害。越是這種時候，越要懂得保護自己和家人的健康。

肺調控着人體的「氣」

心主血脈，為「君主之官」，肺主氣，為「相傅之官」，但因氣為血之帥，故中醫又有「肺朝百脈」之說，心主血脈的功能，尚要受制於氣。同樣，在食物的消化吸收代謝和營養物質的分配過程中，肺也起着一個調節和掌控者的角色。如《靈樞・營衛生會》中說，人「受氣於谷，谷入於胃，以傳於肺，五臟六腑，皆以受氣」。

肺是心的保護神

《素問・靈蘭秘典論》說：「肺者，相傅之官，治節出焉。」相，指的是宰相，而傅則是師傅的意思。君王是古代國家中最高的統治者，而宰相則往往是國家中學識淵博、德高望重之輩。政令雖然最終是由君主作出，但管理國家日常事務的卻是宰相。因而宰相常常具有雙重身份，既是管理國家的官員，又是教導君王的老師。

心需要肺這樣一個角色從旁協助。就像在帝王與文武百官之間，需要宰相來輔佐謀劃、上下溝通一樣，只不過心是通過神明來主宰人的精神意識，而肺則是通過氣來營養和調節人的各項功能：將心的指令、意志、精神，佈散到只要是氣能夠到達的地方，從而對人整個生命活動起着治理、調節、約束的作用。有時肺還會對心這個君王給予正確的指導和約束，甚至糾正其所犯的錯誤。

《素問・六節藏象論》說：「肺系一身之氣，司呼吸、主皮毛，開竅於鼻。」肺位於人體臟腑的最高端，故中醫稱其為華蓋。華蓋是古代帝王外出時坐駕的車蓋，它就像一把大傘罩護住了君主的安全。而人體中肺為嬌臟，主一身之氣，同樣需要嚴密的保護，因而這時華蓋護的是人身之氣。肺主要協助心臟分配人體的氣血，心需要多少，腎需要多少，全歸肺經管。

補充後天之氣，需要調肺氣

中醫常說的「氣化」，如水穀精微化生氣血，津化為血，血化為津等等，就如《素問‧六微旨大論》所說的，「物之生，從乎化，物之極，由乎變，變化之相薄，成敗之所由也」。

隨着中醫的發展，氣的概念在不斷地被延伸和豐富，氣有時指的就是能量，如食物或藥物的寒熱溫涼，它所反映的就是該物品的正負能量。人吃了羊肉之後身體會發熱，大量食用可出現口乾舌燥，因為在中醫中羊肉性熱，可壯人陽氣。

總的來說，中醫所說的氣主要來源於兩個方面，一是藏在腎中的先天之氣，它由父母的精血所提供；二是由脾胃所化生的水穀精氣（穀氣）和通過肺吸入的自然界中的清氣（天氣），它們組成人的後天之氣，又稱「宗氣」。

前者為生命的誕生提供了條件，後者為生命的成長提供了養料和動力。因而肺主一身之氣，其中就包含了由肺的呼吸運動所引進的清氣，而且清氣的進入，還直接影響到體內整個氣的升降出入（運行）。

若肺的呼吸功能正常，清氣吸入、濁氣排出，後天之氣就旺盛充沛；如果肺的呼吸功能異常，清氣進入少，濁氣排出難，後天之氣就會虛虧不足。因而培補人的後天之氣，除了要健脾胃，還要調肺氣。

哪些症狀表明你的肺中毒了

人在一呼一吸之間進行生命的運行，而肺的主要功能就是呼吸。生活中的很多小毛病都是肺部給我們的提示，只是很少有人注意罷了。

咳嗽 咳痰	我們吸進的空氣先進入肺部，然後運送至身體各部利用。人們現在普遍的狀況是出門必須戴口罩，不戴口罩就覺得嗓子難受，好像有痰，想咳又咳不出來，這就是典型的空氣污染造成的肺部不適。 肺開竅於鼻，直接與外界相通，它所管轄的皮毛在身體的外層，很容易受邪侵，所以古人稱其為「嬌臟」、「清虛之臟」。這裏所説的「嬌」指的是嬌嫩，「清虛」是清潔、空曠、乾淨的意思。因為肺作為人體最重要的生命通道，清氣進入、濁氣排出，容不得有一絲一毫的阻礙。 所以，一方面要將身體內的濁氣排出，另一方面則要給身體「換氣」，只有呼吸新鮮的空氣才能減輕咳嗽不止的痛苦。 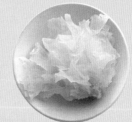 銀耳有益氣清腸、滋陰潤肺的作用。
皮膚 灰暗 頭髮 脫落	我們知道，皮膚上的汗腺有調節體溫和發散汗液的作用。其實，皮膚還能抵抗細菌向體內侵入，並保護身體免受日光的損害。皮膚中儲存的水分、脂肪、蛋白質、糖、維生素等物質，通過分泌與排泄作用，能調節體溫並排泄一定量的廢物。 中醫理論認為，「肺主皮毛」，肺能將人體吸收的津液和水穀精微運送到身體的各個部位，更能外達於皮毛，使皮膚看上去滋潤、有光澤，頭髮也很柔亮。如果肺氣不足，皮膚就容易乾燥、產生皺紋，毛髮不但失去了光澤，還很容易脫落。 而且，皮膚是人體中最大的器官，一旦你的肺中毒了，那麼受到損傷最大的就是皮膚。所以，皮膚變得粗糙、灰暗，頭髮也會失去光澤，不斷地受到損傷，這就是肺中毒的症狀。 保持良好的生活習慣對肺排毒很有必要，尤其是細節上。比如，霧霾嚴重時要勤換口罩，回家後最好清洗一下鼻孔；臨睡前做好皮膚的清潔工作，保證灰塵和有害細菌不在皮膚上沉積；定期修剪頭髮、按摩頭皮，並保證良好的睡眠；在飲食上也要多加注意，多吃潤肺護膚的食物。

聲音低怯嘶啞	我們看古代的女子們總是舉止溫婉，説起話來也是細如蚊蚋，覺得有大家閨秀的氣質。但現實中不少人聲音低微，即使是唱歌的時候也起不了調，大喊的時候也沒別人隨便一句話有衝擊力。這類人氣短乏力、面色蒼白，看起來好像很累，打不起精神。 中醫認為肺主聲，肺氣充足的人聲音洪亮，而肺氣虛弱的人聲音低怯。若肺氣閉塞，則導致人聲音嘶啞或失聲，臨床上應補肺益氣，可常吃人參、西洋參、黨參、太子參、黃芪、白朮、山藥等食物。 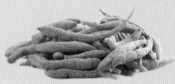 太子參能補肺潤肺，配伍麥冬，功效更佳。
易患感冒	有那麼一些人，只要身邊的人得了感冒，他們肯定會被傳染而生病。這些人的肺部經常受到外邪侵犯，容易盜汗自汗，經常感冒。肺開竅於鼻，而鼻是呼吸出入的通道；所以肺氣和，則鼻能辨別香臭；若肺有病則會導致鼻塞、流鼻涕、嗅覺異常等症狀。經常感冒的人應該注意鍛煉，提高自身免疫力。在感冒多發的季節裏要注意「熱不馬上脱衣，冷不馬上穿棉」，防止冷熱變化太快而引發感冒。
便秘	便秘和腸胃有關，怎麼又和肺有關了？這不稀奇，中醫講的治病之法都是一套系統，很少像西醫那樣專病專治。 首先，肺主升降，使津液輸佈至各個臟腑經絡，大腸得到津液的濡養後，自然排便正常。反之，如果大腸得不到濡養，自然會乾燥，排便不暢。其次，肺與大腸互為表裏，關係密切。如果肺失肅降，就會讓大腸通降失常、傳導阻滯，從而形成便秘。這種便秘多伴隨着胸悶、咳嗽或氣喘等症，治療的首要原則是宣肺理氣，如食用桔梗、杏仁、牛蒡子、金瓜蔞等藥物。

最「傷肺」的壞習慣你佔幾個

肺是五臟中最嬌嫩的,因此被古人形容為「虛如蜂巢」。護肺養肺的原則一要清潔乾淨,二要濕潤有度,三要寒熱適宜。如果肺失清淨、渾濁不堪,氣無居所,津液丟失,就會導致衛氣不足,肌表失養,外邪便可乘虛而入。

1 久臥傷肺

中醫認為,氣為人身之本,它屬陽喜動、佈散四周,因而在正常情況下,氣在體內是一刻不停地運行着的,若是氣的運動減緩或受阻時,便為「氣滯」,已屬於病理狀態。而臥為靜,靜則是動的反面,這與氣屬陽喜動的生理特性顯然是背道而馳的。

自然界中的清氣經肺彌散至血液,體內的濁氣也通過肺排出體外,這條生命通道以動為主;而久臥少動之人,機體的呼吸功能就會減弱,導致清氣攝入少,濁氣積聚多,人就很容易出現缺血、缺氧。

而且,肺位於人體各個臟腑的最高端,氣血津液皆要從這裏宣發肅降於全身,若是久臥,又如何宣發肅降體內的氣血津液呢?所以,我們的祖先早就提醒人們「唯是閒人多生此病」。

2 經常吹空調

人體中肺為「嬌臟」,清淨之地,主氣布津、喜潤惡燥,所以在自然環境中,最容易傷害人肺的病邪就是燥熱。中醫稱「燥氣屬秋」,可通過皮膚、肌表、口鼻,侵犯人體、耗津傷液,而出現口乾舌燥,皮膚或毛髮乾枯,小便短少,大便秘結等諸多不適。

但在現代生活中,燥熱已不僅僅見於秋季,其他各季也時有燥氣傷肺的事例發生。這是因為現代人喜歡使用空調,會造成環境濕度的下降。我們見到的每一個空調,它的外管都在滴水,它就如同一個抽水器,將我們周圍環境中的水分抽走,這其中也包括人體中的津液。

3

愛吃辛辣食物

現如今，還有一種不良的生活方式也在助長燥熱之氣，那就是過於辛辣的飲食。可能是現代中國人的生活工作非常緊張與疲憊，急需一種強烈的刺激與宣泄的緣故，很多人幾乎到了無辣不歡的程度。

中醫認為，辛辣入肺，行氣化濕，比較適合盆地、山區，潮濕之地的人食用。居住於乾燥地帶的人們大量食用，就會嚴重損耗肺中的津液。若再大量飲酒，大聲喧嘩，鼻子、口腔、氣管中的水液便會迅速脱失，造成體內津液不足，肺失所養。

4

飲食油膩，沒有節制

中餐的特點之一就是油多，大多菜都要放油炒一炒；很多人忙於工作，飲食無常，就等晚上這一頓好好犒勞自己；還有無數的應酬，大口喝酒，大口吃肉……這些不良的生活方式與養肺的原則是完全相反的，更不利於腎臟的排毒。

肺的肅降無力，容易導致腎陰腎水不足，時間久了會造成腎陰虛，皮膚乾燥、目澀目昏、齒松髮白等，就像久旱的植物。根基不牢，骨胳不壯，腰膝痠軟等症也就隨之出現了，高血壓、高血糖、高脂血症等的出現也與此有關係。所以治療這些疾病的時候，多配合一些調節肺氣的穴位按摩，幫助肺氣肅降，增強能量代謝。

在中醫理論中，凡被冠以「太」字的，作用大多十分重要，地位非常顯赫：如太陰經脈便是體內陰氣旺盛之經，而且，太陰經又位於三條陰經的最表層，故中醫中有「太陰為開」之稱。手太陰經通於肺，五臟中肺主氣，司呼吸，重在宣發與肅降，這呼吸、宣發、肅降，其實開的就是肺氣。

肺熱咳嗽，咽喉疼痛：按摩尺澤

肺部疾病最怕火，因為五行之中火能剋金，這火按照現代的說法就是炎症。從漢字的結構上看，火上加火才有了這個「炎」字。我們常說疾病的「病」字，其中也藏着一個「丙」，「丙」在十天干中便是火。所以中醫治療此類病證，常以清瀉肺熱驅邪而出，若採用經穴治療，可選擇肺經上的尺澤穴。

尺澤穴五行中屬水，為肺經的子穴，五行中金氣可化水，水液經肺氣的肅降而下注於腎，故中醫常說「虛者補其母，實者瀉其子」，治肺金之病從腎水而走，所以在臨床上凡屬肺熱壅阻之症，如發熱、咳嗽、咯血、痰黃、氣喘、咽喉腫痛等，都可按揉拍打此穴，以收清肺泄熱、潤喉利咽之功，且效果頗佳。

沐浴後將毛巾捲起，以畫圈的方式按摩手臂，可對尺澤穴及其臨近的諸多穴位進行刺激。每天堅持用拇指按揉尺澤穴，能夠增加呼吸系統機能，減少咳喘等疾病的發病率。

尺澤：肘橫紋中，肱二頭肌肌腱橈側凹陷處。

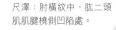

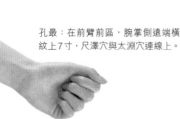

孔最：在前臂前區，腕掌側遠端橫
紋上7寸，尺澤穴與太淵穴連線上。

急性哮喘、感冒：按揉孔最

　　哮喘急性發作時，可用力按揉孔最穴數分鐘，以減輕和緩解哮喘症狀的發作；感冒時可在孔最穴及其周圍輕輕刮上幾分鐘，當痧慢慢透出時，感冒症狀就會很快得到控制。

　　孔最穴還有一項特殊功能，那就是調節體表毛孔的開合、汗液的分泌，被譽為治「熱病汗不出」之第一要穴。中醫認為汗為津液，由肺氣宣發而出，所以人體若為外邪所感、肺氣不宣，就會出現發熱惡寒、身痛無汗，此時即可通過按摩孔最穴，發汗解表，以宣肺氣。

　　孔最為手太陰經中的「郤」穴。這「郤」即為空隙，與該穴名中「孔」的意思基本相同，「最」為副詞，以形容此洞隙之深。在人體經脈中只有氣血匯聚、深入、曲折之處，方有資格稱其為「最」，所以能以「孔最」而命名，表明此穴確實是肺經中氣血深集之處。

咳嗽、哮喘：點按太淵

　　太淵穴，位於腕橫紋上橈動脈的外側。在手太陰肺經中，太淵穴既是該經的腧穴，又為肺的原穴。經絡學中所說的腧穴，是指那些位於腕（踝）關節附近，具有水流（氣血）灌溉運輸作用的穴位。而原穴則是指臟腑經絡中元氣駐留的部位，是氣血的源頭。因此，刺激太淵穴，既可激發深藏於體內肺經中的元氣，並向外輸送，也能利用它來觀察體內肺經和肺臟的病變，作出相應的診斷。

　　經絡中陰經的腧穴，大多用來治療內臟疾病；所以，太淵穴最擅長的就是益肺氣、治肺病。如遭遇咳嗽、哮喘時，即可用拇指的指腹用力點揉太淵穴數分鐘，直至穴位痠脹，病情有所緩解為止。經常按摩該穴，可益肺氣、通心血、調津液，從而起到促進體內血液循環、改善臟腑功能等作用。

太淵：在腕前區，橈骨莖突與舟狀
骨之間，拇長展肌腱尺側凹陷中。

排肺毒
該吃什麼

如今想每天呼吸到新鮮空氣不太容易了，在室外反倒容易呼吸不暢通。不過，幽靜的公園還是可以去逛逛的，還能鍛煉身體。平時吃些清肺潤肺的食物，少吃辛辣的食物，就能幫自己好好養肺。

多酸少辛最適宜

辛味食物指的是具有發散、行氣功效的食物，大部分的辛味食物都能刺激食慾、健脾開胃。很多辛味食物都可以作為調料使用，如常見的葱、生薑、蒜、辣椒、香菜、芥末、胡椒、洋葱、茴香等。

辛味食物最突出的就是它的氣味，入肺和大腸，能宣發肺氣。辛味食物能讓氣血流動起來，讓人的身體生機勃勃。如女性痛經服用胡椒紅糖水，就覺得肚子裏熱熱的；感冒的時候，喝碗葱薑茶，感覺身體暖和起來了；天氣特別冷的時候，在湯裏加一點辣椒油，既提味，又驅寒；生活中做菜時，用葱、生薑、蒜爆鍋，香味出來了，讓人食指大動，還能除去肉類食物的油膩感。

然而，過猶不及。中醫認為，飲食不當是誘發「秋燥」諸症的重要原因。在秋季，人們可通過食療來「除秋燥、養肺陰」，比如，適當多吃梨、馬蹄、蜂蜜、銀耳、蘋果、葡萄、蘿蔔、蓮藕、百合、冰糖、鴨肉等滋陰潤燥的食物。

除此之外，酸味收斂肺氣，辛味發散瀉肺，所以飲食還要多酸少辛。秋天的特點是「燥」，當空氣中濕度下降，肺、皮膚、大腸等部位就會出現以「燥」為特徵的疾病。所以秋天應吃些滋潤的食物，比如酸味的果蔬，如山楂、檸檬、柚子、蘋果等。

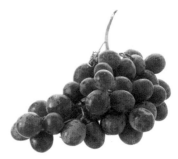

夏末秋初是葡萄上市的季節，此時吃葡萄能緩解「秋燥」。

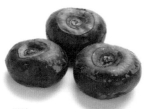

馬蹄有清熱去火、滋陰潤肺的功效。

白色食物讓你呼吸順暢睡得香

五行中，白屬金，入肺，質輕不黏，偏重於益氣行氣。按照中醫「肺為水之上源」、「肺與大腸相表裏」，以及五行中火能剋金，金可耗火的理論，白色食物特別是白色的水果蔬菜，大多具有清熱、利水、通腸、排便、化痰等功效。

最常見也最有效的白色食物莫過於白蘿蔔和梨。我國民間稱「十月蘿蔔小人參」。中醫認為，白蘿蔔味辛甘，性涼，入肺、胃經，具有寬胸舒膈、健胃消食、除痰止咳、潤燥生津、解毒散瘀、通利二便等功效，尤其適合肺氣腫患者和肺熱的人。

吃梨清肺已經有相當長的歷史了。相傳唐朝宰相魏徵的母親，有一次患了咳嗽病，但老太太厭醫拒藥，導致病情加重。無奈之中魏徵想起母親愛吃梨，於是將藥與梨同煮熬膏終使病癒。這便是「藥梨膏」的最早的起源。

中醫認為，梨性寒、味甘，入肺、胃經，有生津解渴、潤肺去燥、止咳化痰、養陰降火、利咽生津等功效。民間稱梨「生者清六腑之熱，熟者滋五臟之陰」，因此，梨榨汁生吃能清熱瀉火，治療咽喉疼痛、便秘尿赤等症。梨加冰糖蒸熟食，可滋陰潤肺，止咳袪痰，保護咽嗓。

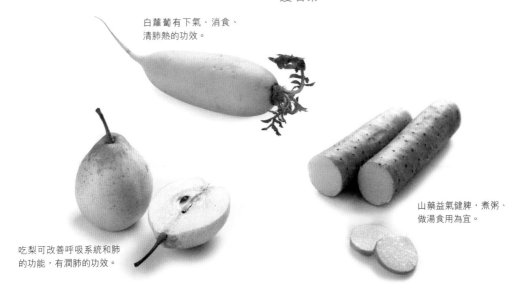

白蘿蔔有下氣、消食、清肺熱的功效。

山藥益氣健脾，煮粥、做湯食用為宜。

吃梨可改善呼吸系統和肺的功能，有潤肺的功效。

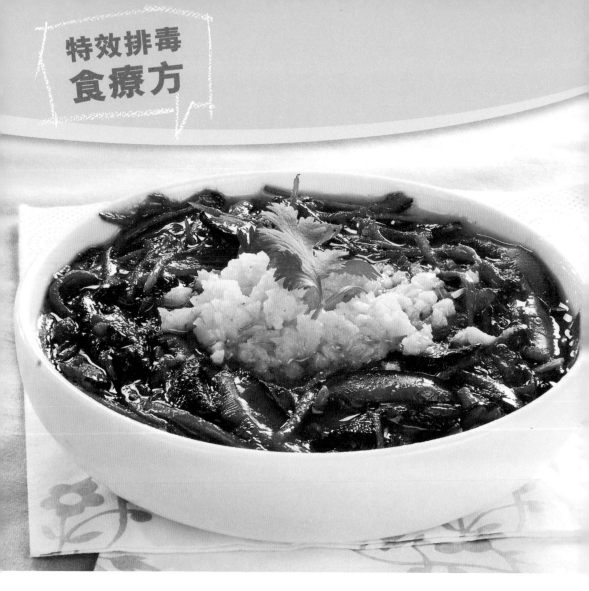

蒜蓉茄子

溫中消食
殺菌養肺

原料： 茄子 400 克，香菜 15 克，蒜、醬油、麻油、
　　　白糖、鹽各適量。

做法：

① 香菜洗淨，切末；蒜切碎，剁成蒜蓉。

② 將茄子放入鹽水中浸泡 5 分鐘，撈出。

③ 將茄子切成條，放入熱油中炸軟，撈出。

④ 油鍋燒熱，放入蒜蓉翻炒均勻，放入茄條、醬油、
　　白糖、鹽；燒至入味後，淋上麻油，撒上香菜末。

功效分析

大蒜具有溫中消食、暖胃健脾的功效，對腹痛、百日咳等症狀有明顯的緩解作用。

葱爆酸甜牛肉

 發汗解表
利肺通陽

原料：牛柳肉 350 克，大葱 150 克，彩椒、生薑、白糖、醋、
　　　料酒、醬油各適量。

做法：① 大葱、生薑切片，備用；牛柳肉剔去筋膜，洗淨，
　　　　切片；彩椒洗淨，切絲。

　　　② 牛柳肉片加料酒、醬油、白糖、薑絲抓勻。

　　　③ 油鍋燒熱，放入牛柳肉片、葱片、彩椒絲，滴入醋，
　　　　翻炒至熟即可。

功效分析 大葱具有發表通陽、解毒調味的功效。常吃大葱
能排除體內的病毒，還能刺激食慾。

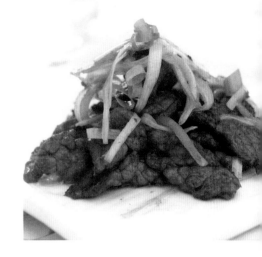

香菜拌黃豆

 消食下氣
醒脾和中

原料：香菜 20 克，黃豆 50 克，花椒、生薑、麻油、鹽各適量。

做法：① 黃豆洗淨，用水浸泡 6 小時以上；生薑切片。

　　　② 將泡好的黃豆加花椒、薑片、鹽煮熟，晾涼。

　　　③ 香菜洗淨，切段，拌入黃豆中，加麻油調味即可。

功效分析 香菜味辛，具有辛香升散的功效，能助肺、脾排
毒。在家常菜中加一點香菜就能提味，常吃能促進食慾，有
助於開胃醒脾。

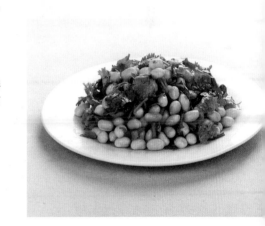

冰糖藕片

 潤肺去燥
止血消瘀

原料：蓮藕 1 節，枸杞子 20 克，菠蘿、冰糖各適量。

做法：① 蓮藕、菠蘿分別洗淨，去皮，切片；枸杞子洗淨。

　　　② 將蓮藕片、菠蘿片、冰糖放入鍋中，加適量水熬煮。

　　　③ 快熟時倒入枸杞子，煮熟即可。

功效分析 蓮藕生食能清熱潤肺、涼血行瘀，是排肺毒、瘀
毒的佳品。感冒、咳嗽的人不妨試試冰糖蓮藕，尤其是不愛
吃藥的兒童。

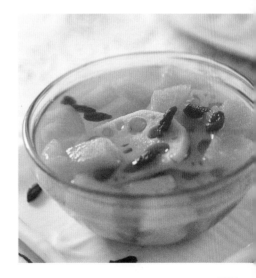

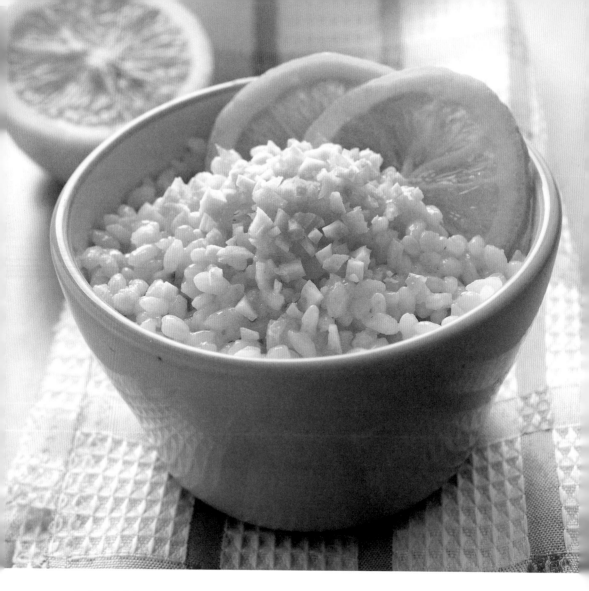

檸檬飯

原料： 粳米 200 克，檸檬 1 個，鹽適量。

做法：

① 檸檬洗淨，切成兩半，一半切末；一半切成薄片。

② 粳米淘洗乾淨，放入適量水和鹽燜煮。

③ 飯熟後，裝盤，撒上檸檬末，周圍環繞檸檬片裝飾
即可。

功效分析

天氣濕熱時，如果飲食不
節，就會導致體內濕氣日
盛，因而生痰。痰多咳嗽、
咽喉不適時，將檸檬飯作為
主食加以調養，能有效排出
濕毒。

136

生薑紅棗粥

 暖胃驅寒
補氣滋陰

原料：生薑 10 克，粳米 50 克，紅棗 5 顆。

做法：① 粳米淘洗乾淨；生薑切碎。

　　　② 紅棗洗淨，去核。

　　　③ 將所有材料放入鍋中，加適量水熬煮成粥即可。

功效分析 生薑性溫，能有效地緩解因寒涼食物攝入過多引起的腹脹、腹痛、腹瀉、嘔吐等症狀。煮粥時加些生薑，就能排出寒毒，十分暖胃。

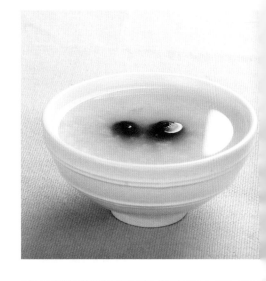

山藥雞肉粥

補中益氣
止咳定喘

原料：山藥、粳米、雞脯肉各 100 克，芹菜、料酒、鹽各適量。

做法：① 山藥洗淨，去皮，切丁；芹菜洗淨，切成小粒，備用。

　　　② 雞脯肉剁碎，加適量料酒攪勻，備用。

　　　③ 粳米淘洗乾淨，加適量水熬煮；粥快熟時，放入以上材料，加鹽調味即可。

功效分析 山藥能健脾益氣、止咳定喘，感冒多發的秋冬季節，多吃山藥可有效排肺毒。

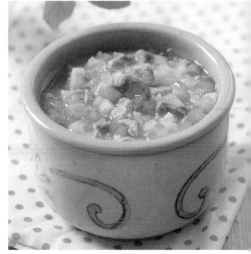

燕麥糙米糊

 潤肺通便
寧心安神

原料：燕麥 40 克，糙米 30 克，黑芝麻粉 20 克，紅棗 15 克，枸杞子、冰糖各適量。

做法：① 糙米淘洗乾淨，浸泡 10 小時。

　　　② 枸杞子、燕麥分別洗淨；紅棗洗淨，去核。

　　　③ 除冰糖外的所有材料倒入豆漿機中，加水至上下水位線之間。

　　　④ 煮好後倒出，加冰糖調味即可。

功效分析 燕麥同時具有很高的營養價值和很好的美容效果，能增加皮膚活性、延緩衰老、減少皺紋和色斑等毒素沉積症狀的形成。

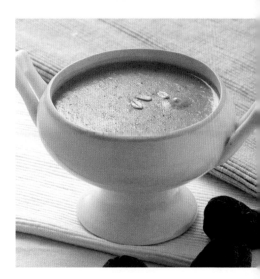

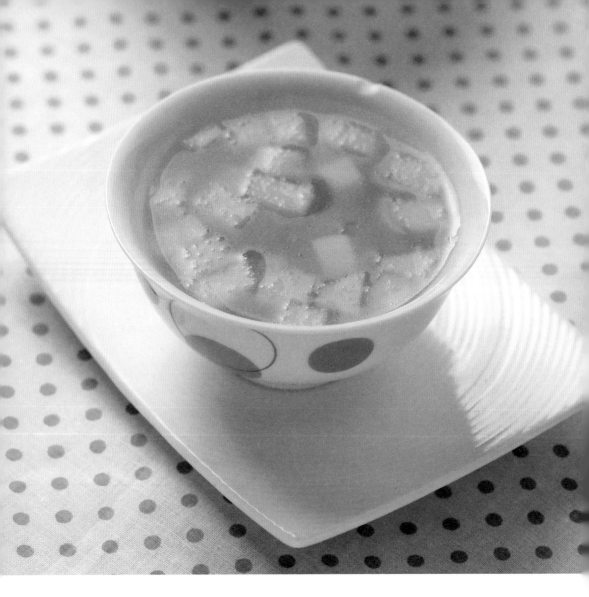

蘋果粟米湯

 潤肺除煩
滋潤皮膚

原料： 蘋果 2 個，粟米 1 根，鹽適量。

做法：

① 蘋果、粟米分別洗淨，切成小塊。

② 把蘋果塊、粟米塊放入鍋中，加適量水，大火煮開。

③ 轉小火煲 40 分鐘，加鹽調味即可。

功效分析

蘋果味甘，微酸，具有生津
止渴、潤肺除煩、健脾益胃、
養心益氣、潤腸止瀉等功
效，能助肺排毒，使皮膚變
得滋潤，有彈性。

豬肉蘿蔔湯

🌿 開胃健脾
順氣化痰

原料：豬肉 500 克，白蘿蔔 250 克，蔥花、薑片、鹽各適量。

做法：① 蔥切末；薑切片；豬肉、白蘿蔔洗淨切塊。

② 油鍋燒熱，爆香蔥花、薑片，放入豬肉塊煸炒，加鹽調味。

③ 加適量水燒開後，轉小火將豬肉塊燉爛。

④ 放入白蘿蔔塊，燉至熟爛即可。

功效分析 冬天常有燥熱痰多、咳嗽不止等肺毒症狀出現，喝些豬肉蘿蔔湯既能潤肺止咳，又能暖身滋補。加熱後的白蘿蔔涼性降低，還帶着一種甜味，十分鮮美。

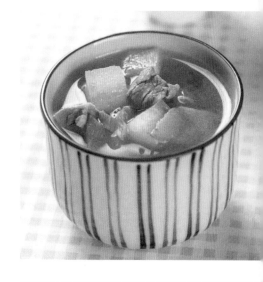

牛奶洋蔥湯

🌿 滋陰潤肺
美容養顏

原料：鮮牛奶 300 毫升，洋蔥 1 個，鹽適量。

做法：① 洋蔥去蒂，洗淨，切絲。

② 油鍋燒熱，放入洋蔥絲炒香，加水，小火熬煮。

③ 待洋蔥軟爛後，放入鮮牛奶，煮沸後加鹽調味即可。

功效分析 牛奶能補虛損、健脾益胃、生津潤腸，能排出腸道內的毒素。此外，兒童和老年人應該多喝牛奶，以強健身體。

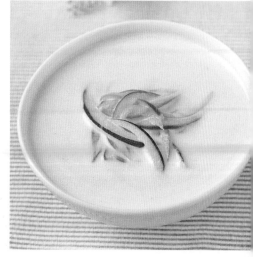

冬瓜鯉魚湯

🌿 清熱化痰
祛濕解暑

原料：鯉魚 1 條，冬瓜、青菜各 100 克，生薑、鹽各適量。

做法：① 冬瓜洗淨，切塊；鯉魚收拾乾淨，在魚身上劃幾刀；青菜洗淨；生薑切片。

② 鍋中加水燒開，放入鯉魚和薑片，燒開後撇去浮沫。

③ 放入冬瓜塊，加蓋，中火燜煮 10 分鐘左右。

④ 取出薑片，放入鹽、青菜，再煮 2 分鐘即可。

功效分析 冬瓜具有清熱化痰、除煩止渴、消除水腫的功效，冬瓜皮尤其能排濕毒、去水腫。

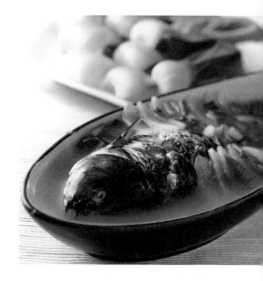

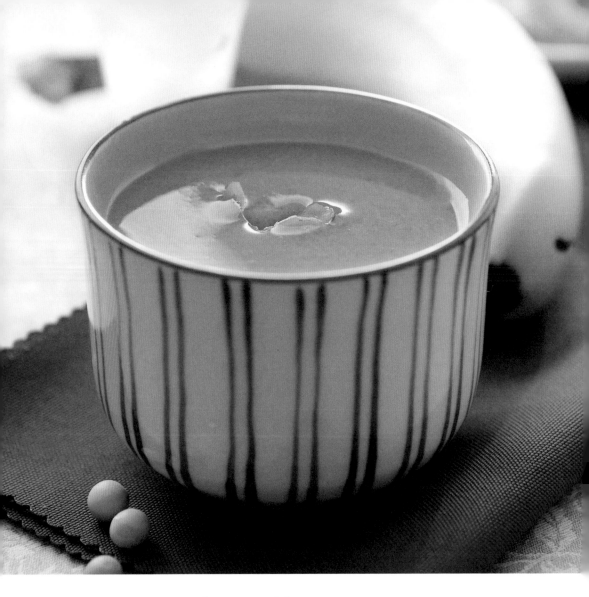

銀耳百合豆漿

 潤燥清熱
延緩衰老

原料： 黃豆 60 克，銀耳、鮮百合各 10 克，香蕉 1 根，
　　　冰糖適量。

做法：
① 黃豆用水浸泡 10~12 小時，撈出洗淨。
② 銀耳泡發，擇去老根及雜質，撕成小朵。
③ 鮮百合剝開，洗淨，去老根；香蕉去皮，切成小塊。
④ 將黃豆、銀耳、百合、香蕉塊放入豆漿機中，加水
　　至上下水位線之間。
⑤ 製作完成後過濾，加冰糖攪拌均勻即可。

功效分析

百合具有潤燥清熱的功效，
能排肺毒、熱毒，常用來治
療肺燥、咳嗽等症。而且，
鮮百合中的營養物質對皮
膚十分有益，經常食用可以
延緩衰老，對油性皮膚尤為
有益。

葡萄柚芹菜汁

 抗菌消毒
振奮精神

原料：芹菜 1 根，葡萄柚 1/2 個，紅蘿蔔 1/2 根。

做法：① 芹菜洗淨，切段。

　　　② 紅蘿蔔、葡萄柚分別洗淨，去皮，切成小塊。

　　　③ 將芹菜段、紅蘿蔔塊、葡萄柚塊放入榨汁機，加適量水榨汁即可。

功效分析 研究發現，每天飲用葡萄柚汁的人很少出現呼吸系統疾病。尤其出現感冒、喉嚨疼痛等肺毒症狀時，此飲更能起到緩解作用。

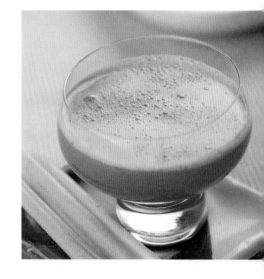

芒果橙汁

 寬胸降氣
化痰止咳

原料：芒果、橙各 1 個。

做法：① 芒果洗淨，去皮，去核。

　　　② 橙洗淨，去皮，去子。

　　　③ 將芒果肉、橙肉切成小塊，放入榨汁機，製作完成後倒出即可。

功效分析 中醫認為，橙味甘、酸，入肺經，具有生津止渴、開胃下氣的功效。對於支氣管炎患者來說，橙是最好的排肺毒食物。

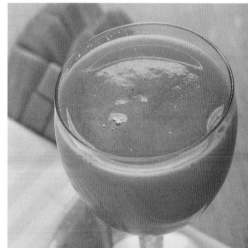

銀耳羹

 健脾益胃
生津潤腸

原料：銀耳 50 克，櫻桃、草莓、核桃仁、冰糖、生粉各適量。

做法：① 銀耳洗淨，切碎；櫻桃、草莓分別洗淨。

　　　② 銀耳加水大火燒開，轉小火煮 30 分鐘，放入冰糖、生粉，稍煮片刻。

　　　③ 放入櫻桃、草莓、核桃仁，煮開後晾涼即可。

功效分析 銀耳具有強精補腎、滋陰潤肺、補氣和血、延年益壽的功效。對陰虛火旺，不宜食用參茸的病人來說，是非常好的補品。

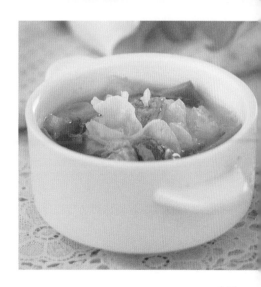

第七章

排腎毒
青春不老的秘訣

五臟之中腎屬水，為生命之根。大樹再茂盛也要藏住根，藏得住，用的時候才拿得出，所以腎主封藏。人體的先天之精源於父母，後天之精是脾胃等臟器化生水穀精微所得，而這一切都封藏於腎，用於人的生長、發育、生殖。養好這棵樹，人就能青春不老，厚積薄發。

很多人一提到補腎就不好意思，還總覺得補腎都是男人的事兒。其實，男女都要補腎。對腎瞭解得越多，養護得越細心，人就活得越好。這是為什麼呢？我們可以仔細看看接下來的內容。

腎藏精氣供養臟腑

《素問·靈蘭秘典論》記載：「腎者，作強之官，伎巧出焉。」有學者指出，這裏的「強」指的是「弓」，而製作弓是一件非常需要才技的事情。一般理解為：腎是精力的源泉，由於有了它，智慧和技巧才能夠發揮。

而人物化生，選化形容，更是直接指向了腎造化生命的功能。按照中醫的說法，五臟中腎主生長、發育與生殖，只有腎氣充盛，人才能筋骨強健、動作敏捷、精力充沛，去完成自己的生殖孕育功能，延續生命。

《素問·六節臟象論》中說：「腎者主蟄，封藏之本，精之處也。」五臟中腎的主要功能是藏精，即儲存和封藏人體中的精氣。

腎的所藏之精，從其功能而言，泛指體內所有的精華物質，如氣、血、津液、水穀精微等，統稱為精氣。狹義上則專指人的生殖之精。從其來源而言，先天之精來源於父母，後天之精由脾胃等臟器化生水穀而來。所以在中醫中精是構成人體和推動人體生命活動的基本物質。

腎精所化之氣，直接決定着人的生長、發育和生殖能力的強弱。當人年輕時，腎中精氣旺盛充沛，男子就能排出精液，女子可按時來月經，以繁衍生殖後代。而進入老年後，隨着腎中精氣的日漸衰退，人的性機能和生育能力，便會逐步下降直至消失。

腎越好，生殖功能越強

《素問・金匱真言論》説：「北方黑色，入通於腎，開竅於二陰。」二陰，即前陰、後陰，它們在中醫中皆屬腎之竅。

前陰是男女外生殖器與尿道口的總稱，其主要功能是排泄人的尿液，男子釋放精液，女子月經下泄、分娩胎兒；後陰則指的是肛門，體內的糞便糟粕經此排出。由此可見，人的生殖功能，以及尿液和糞便的排泄，其控攝權有相當一部分是在腎。

由於腎藏精，為封藏之本，腎的固藏功能的強弱，直接影響着尿道、陰道、肛門的開泄與閉合；所以中醫治療小便失禁或癃閉，大便排泄異常，以及男性遺精、早洩，女子帶下等病證，常從腎着手，其依據就在此。

《素問・上古天真論》説：「腎氣充實，筋骨勁強，故真牙生而長極。腎氣盛，齒更髮長，腎氣盛，天癸至，精氣溢滿，陰陽和，故能有事。腎氣衰，髮墮齒槁。」可見腎虧的人衰老得快。

中醫認為，腎為先天之本，是生命之源。人體的陽氣主要是與生俱來的，所以跟秉賦有很大關係。人體陽氣的盛衰往往跟腎氣的盛衰有密切關係。所以，人的生殖、生長發育、體質強弱、壽命長短都與腎臟有關。

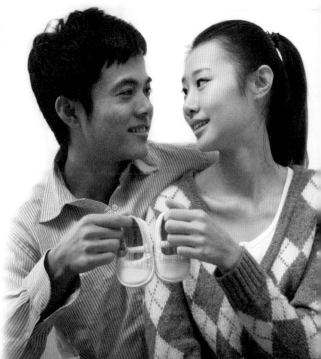

腎臟主生長、發育和生殖，腎好孕育寶寶的能力才強。

哪些症狀表明你的腎中毒了

腎和月經、性功能、孕育下一代都有千絲萬縷的聯繫，如果腎不好了，那這些都會受影響。當這些影響體現在表面上，人們就要提起精神，好好應對了。

眼圈發黑 臉上水腫	中醫理論中，腎主水運，管理體內的水液運行。當腎臟堆積毒素後，腎臟功能受損，排出多餘水液的能力降低。表現在眼睛上就是黑眼圈，表現在身體上就是水腫，尤其是臉上情況比較嚴重。
長期 精神不振	中醫講究「精氣神」，不可缺一。人的腎功能不好時，水液的代謝就會出現問題，很多廢物難以排泄出去，人體會出現精神不振、疲勞、乏力等症狀。 當身體給我們這些提示的時候，千萬不要掉以輕心。一兩天的無精打采、渾身乏力可以通過睡眠、運動、聽音樂等方式進行調整，但長期處於這種狀態中，一定要去醫院檢查。
月經量少 時間短 顏色暗	月經量突然變少，或經期短，只有一兩天，顏色較暗，甚至發灰。月經的產生和消失，都是腎功能是否旺盛的表現，如果腎臟中有很多毒素，經血就會減少。有這種症狀的女性要注意，及時到醫院檢查。在飲食上，注意補腎，兼補氣血，把月經調好，就是把自己的狀態調好。
大量脫髮	中醫認為，毛髮的生長全賴於精和血，腎藏精，故有「其華在髮」的說法。毛髮的生長與脫落，潤澤與枯槁不僅依賴於腎中精氣，而且亦有賴於血液的濡養，故有「髮為血之餘」之說。脫髮的原因很多，虛實夾雜，但大多數是肝腎陰虛。青壯年精血充盈，則髮長而光澤，老年人精血多虛衰，毛髮變白而脫落，而未老先衰，頭髮枯萎，早脫早白者，與腎中精氣不足和血虛有關。 所以，想治脫髮、白頭，不但要多吃補腎的食物，還要注意養肝補血。二者搭配，對症治療，才能取得更好的效果。

腰痠	中醫認為，「腰為腎之府」。「府」即「腑」，有庫府的意思。六腑的主要生理功能是受納、腐熟水穀，泌別清濁，傳化精華，將糟粕排出體外。「轉搖不能，腎將憊矣。」意思是説，腎位居於腰，故腰為腎之府，若不能轉側搖動，是腎氣將要衰憊的表現。 人們常説腰不好就是腎不好，也是出於這方面的認知，但這並不是必然的。人感覺腰痠的時候，首先考慮是腎虛、腎氣不足。不過，中醫所講的腎是一個廣義的範疇，不能一概而論。 如果在腰痠的時候，伴隨頭暈、耳鳴等症狀，那麼就需要及時就醫。這並不是因為運動或勞動所導致的生理性痠痛。
小便異常	由於小便來源於腎，所以小便是反映腎臟健康的一大標誌，以下幾點最好做到及早發現： 在沒有過多飲水的情況下，夜間排尿次數增多，有可能是腎臟濃縮尿液的功能受損。 在正常飲水且沒有大量出汗的情況下，一天的小便量比過去明顯減少，就要小心腎臟功能已經受到損害。 小便裏有泡泡可能是由於腎臟出現問題，導致體內蛋白質跑到尿液裏形成蛋白尿。 小便顏色有點紅或者呈茶色，應該警惕血尿的可能，特別是感冒、喉嚨痛、皮膚感染之後出現的尿液變紅。 尿頻、尿急、尿痛等症狀是尿道感染的常見表現，如果影響到上尿道的部分，可能會引發腰痠或者發燒。 不喝水也經常起夜、小便量突然變少、小便中出現泡沫或顏色發紅，都和腎臟疾病有關。 需要注意的是，成年人會對自己的情況比較瞭解，所以只要做好日常觀察就好。但兒童正處於發育階段，對自己的生理結構和健康情況並沒有清楚的瞭解和把握；所以，家長們要多加注意，在細節問題上多和孩子交流。

最「傷腎」的壞習慣你佔幾個

長期喝酒固然傷腎，但能夠戒酒的人少之又少。想要養生，怎能不拿出些行動來？假如人們保持着良好的生活習慣，就沒有必要戒了。但某些壞習慣不好戒，要循序漸進地改。

長時間 不良坐姿	現代醫學中脊髓所處的位置，是中醫中督脈的主要循行路線，而督脈將人的大腦這個「髓海」，與生命之本「腎」緊密相連，因而中醫中有「腰為腎之府」、「脊為腎之路」的說法。所以傷在骨髓、脊柱者，看似病在骨髓、頸胸腰脊，實際上最終受到傷害的，還是人的腎氣。 按照中醫理論，人的骨脊均為腎精所化，它的生長、發育、修復，沒有一樣離得開腎精的滋養和充填。骨脊是腎氣向外的自然延伸和擴展，若骨脊為外力、疾病所傷，其症必然順勢而入，傷及於腎。
用腦 過度	中醫將人的神智、思維、意識功能的主要部分歸之於心，而現代科學認為這種功能是歸屬於大腦的。其實這並不矛盾，中醫稱「腦為髓海」，髓生於腎，神作為人體生命活動的最高形式，它的物質基礎就是精和血。精歸腎藏，血由心主，由精所化；因而精神，是精在前、神在後，先有精、後有神。況且人的心智和神明，還需要心腎相交、水火既濟，才能正常運行。 所以，中醫認為用腦過度，除了可傷心耗血之外，對腎的傷害也非常大，因為精能化氣、氣可化神，人若是勞神過度，就會耗精傷腎。
經常 憋尿	憋尿其實很常見，尤其是學生、司機、遊客等群體。但憋尿是有危害的，程度較輕的憋尿會造成尿道感染，程度較重的會導致腎功能不全。臨床顯示，尿道感染的患者常因早期治療不及時、不徹底，而錯過最佳治療時機，嚴重影響了腎功能。 經常憋尿的人，要立刻改變自己的生活習慣。已經尿道感染的人，除在醫生的囑咐下服用藥物之外，日常生活中一旦有尿意，最好趕快去洗手間。

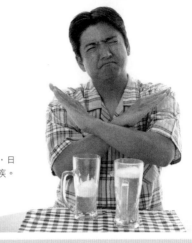

乘酒縱慾易傷肝，日
積月累或引發重疾。

酒後 性生活	《金瓶梅》中寫西門慶之死，死因是「脱陽」，而導致西門慶「脱陽」的直接原因就是「醉以入房」。一兩次「醉以入房」，損害可能不會明顯，但日積月累極有可能引發重疾。飲酒之人自我感覺良好，容易陷入縱慾，損傷身體在所難免。飲酒後肝、腎正自空虛，如果此時行房事，力有不及不説，還會使虛者更虛，這可是養生的大忌。因此，乘酒縱慾正是中醫理論體系中重要的病因之一。
濫用 補腎藥	提到腎虛，在很多人印象裏，意味着身體的嚴重虛損，還隱喻着性功能遭受損傷的別樣含義。但是中醫所説的腎虛，其實是一個比較廣泛的概念。 中醫認為，人的機體往往會由於先天不足、後天失養，或者久病失調、過度勞累等原因而造成腎氣損傷，而導致腎虛。補腎一定要辨明陰陽，否則，不僅無益反而有害。

腎虛分類		具體表現
腎氣虛	腎氣不固 （多用金鎖固精丸）	聽力減弱，小便顏色清澈但餘瀝不盡，或遺尿失禁，或滑精早洩，女性胎動易滑等。
	腎不納氣 （多用金匱腎氣丸）	腰膝痠軟，咳喘，呼多吸少，氣不得續，動則喘息益甚，白汗神疲，聲音低怯等。
腎陽虛 （多用桂附地黃丸、金匱腎氣丸）		四肢寒、怕冷，面色蒼白，腰膝痠軟疼痛，陽痿、早洩，精神萎靡，舌質淡、舌苔薄、脈遲緩等。
腎陰虛 （多用六味地黃丸，陰虛火旺者宜用知柏地黃丸）		五心煩熱，潮熱，口乾舌燥，失眠。

陰陽失調，咽痛失眠：按揉照海

屬水火之臟，為少陰之經，內藏有元陰、元陽兩氣，而照海穴，就是這水臟中的火，陰經中的陽。在經絡中，照海穴還是「八脈交會穴」之一，與陰蹺脈相通。

奇經八脈中的陰陽蹺脈，這陰陽兩字分別代表着體內的陰陽二氣，而其「蹺」字則是舉足跨高的意思，故該穴大多分佈於足的內外踝處，其主要職能是協調和平衡體內的陰陽兩經。因而照海穴，除了具有滋陰降火、補腎益氣、通調三焦的作用外，還參與陰陽的平衡、寧神助眠。

照海穴與足外踝尖下緣凹陷處，屬足太陽膀胱經中與陽蹺脈相通的「八脈交會穴」之一的「申脈穴」遙相呼應，被人戲稱為「夫妻穴」。

五臟六腑中腎與膀胱，經絡中少陰腎經與太陽膀胱經相表裏，因而中醫瀉腎經之實，往往是從膀胱經而走。所以在臨床上可以照海或與申脈相配合，主治咽喉乾燥、疼痛不適、聲音嘶啞，失眠，水腫、尿瀦留、尿道感染，月經不調、帶下，陰莖異常勃起等症。

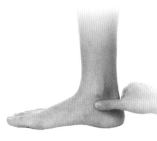

照海：坐位垂足，由內踝尖垂直向下推，至下緣凹陷處，按壓有痠痛感處即是。

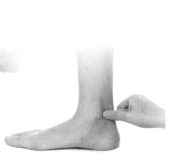

太溪：坐位垂足，由足內踝向後推至與跟腱之間凹陷處即是。

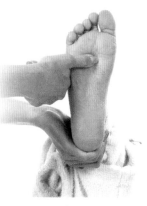

湧泉：卷足，足底前1/3處可見有一凹陷處，按壓有痠痛感處即是。

腎氣不足，身體虛弱：刮太溪

在經絡學中的太溪，既是足少陰腎經的腧穴，又是腎之原穴。腧穴為本經經氣匯聚之地，起着向外輸送少陰精氣、滋陰補腎的作用。原穴則是腎中元氣居住的地方。在中醫中，氣，尤其是腎中的元氣，是推動人體生命活動的基本動力。由此可見，該穴在腎經中的作用非同小可。

而且，太溪為兩穴合一，腎經之氣最旺，具有「滋腎陰、補腎氣、壯腎陽、理胞宮」的功能，也就是説，只要是腎虛不足之證，皆可取太溪穴而治。

腎作為人的先天之本，補益腎氣、修復先天，首先取太溪穴。因為太溪穴作為腎經的原穴和腧穴，是腎中經氣的源頭和推動力，因而啟動人的腎經，要從其源頭開始，隨後再疏通整條腎經，令經脈中腎精、腎氣旺盛通達、營養四方。

所以，在臨床上太溪穴可治頭暈耳鳴、遺精、失眠、視力減退、咽喉疼痛、慢性口瘡、牙痛、慢性腰痛、慢性泄瀉、月經不調等症。

不花錢的長壽法：按摩湧泉

水為生命之源，是維持人體生存與健康的根本保證，人的一生都離不開水。《黃帝內經》稱「女子二七，男子二八，而天癸至」。這裏所説的天，即為大自然；癸在天干地支中，則是水的符號和象徵，所以如果要將「天癸」翻譯成現代語言，就是大自然（天）所賦予和啟動的人類生命歷程的源泉（水），而這水就藏匿於腎中。

中醫認為，人體中的水，也就是津液，不僅可從口中而入脾胃所化，它還能由腎中生出，《素問·逆調論》中即説「腎者水臟，主津液」。

湧泉屬足少陰經的「井穴」。經絡中凡稱之為「井穴」者，都位於肢體的末端，它就如同一股股剛從地下湧起的泉水，由井中冒出。腎作為人體陰陽、精血之根，它的經脈起始於足底，生命之水從這裏噴湧而出，故得「湧泉」之名。

俗話説，「若要老人安，湧泉常溫暖」。據統計，推搓湧泉穴能治昏迷、休克、窒息，頭痛、眩暈、精神萎靡、高血壓，心悸、失眠、咽喉疼痛，皮膚乾燥、粗糙、衰老，陽痿遺精、不孕不育，足部凍瘡、皸裂等症。

排腎毒
該吃什麼

不少人一聽說自己腎不好了就開始吃藥，但是藥三分毒，能不吃藥就不吃藥，能少吃藥就少吃藥。中醫講究藥食同源，老祖宗給我們留下來的養生寶典足夠我們琢磨了。

鹹味入腎但要少吃

腎有調節水液代謝的作用。攝入適量的鹹味食品和藥物，能有助於增強人的腎氣。鹹味食物能調節人體細胞和血液滲透壓平衡及水鹽代謝，增強體力和食慾，防止痙攣。因此，在嘔吐、腹瀉及大汗後，適量喝點淡鹽水，可防止體內微量元素的缺乏。

不過在現實生活中，我們的鹽攝入量嚴重超標。世界衛生組織建議，鹽的攝入量每人每天應在6克以下。6克是什麼概念呢？拿一個啤酒瓶蓋，裝滿鹽，這就是6克左右。而事實是，這一啤酒瓶蓋的鹽，通常只是我們生活中一道菜用的量，一日三餐下來，已經嚴重超標了。而且，醬油、醬製品、鹹菜、榨菜、鹹蛋中都有大量的鹽，讓人防不勝防。

長期高鹽飲食還會導致心腦血管疾病、糖尿病、高血壓等。大約80%的腎臟病患者也是高血壓患者，而這種腎臟病合併高血壓患者，80%是容量依賴型高血壓，即其體內鈉離子濃度過高。

因此，所有的腎臟病患者都要低鹽飲食。

《素問·生氣通天論》中記載，「味過於鹹，大骨氣勞，短肌、心氣抑」。這其中的大骨指的就是腎，因為中醫中腎主骨；所以這段話的意思就是說，人若過食鹹味，會導致腎氣、骨骼的受損，出現肌肉萎縮無力、胸悶心悸等異常。

一旦人的腎陽受損、命門火衰，再者，心火受到壓抑，氣血、津液的循環，就會出現紊亂與失調，滋生疾病。此時，就應減鹹增苦，以平衡水火兩臟；或食辛熱，以宣肺氣、通調水道、充實腎氣。

醬菜、榨菜等味道厚重，易產生致癌物質，容易傷腎。

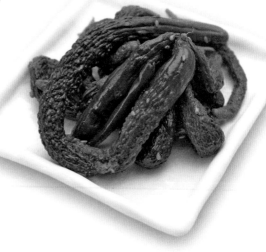

黑色食物讓你大腦靈活精力旺

　　黑色主水，入腎；因此，常食黑色食物可補腎。黑芝麻、木耳、紫菜等的營養保健和藥用價值都很高，它們可明顯減少動脈硬化、冠心病、腦中風等疾病的發生率，對流感、慢性肝炎、腎病、貧血、脫髮等均有很好的療效。

　　根據中醫文獻記載，黑豆，味甘、性平，可入脾、腎兩經，具有補腎強身、健脾利水、調中下氣、活血消腫、烏髮潤膚、抗衰老等多種功效，特別適合腎虛者，或脾腎兩虛者食用。如果按照《黃帝內經》中「腎，其位在北，其色為黑，其味為鹹，其氣為腐」的理論，食用經過發酵後的黑豆、豆腐，補腎效果更佳。

　　五臟中，心為君主之官、主人神明，受血而養，同時，腎又藏精、生髓，上輸於腦，而成「髓海」。因而，作為人體生命運動最高形式的「神明」，其最重要的物質基礎就是精和血，而且精能化血，所以中醫認為凡能補腎生精者，都可滋養人之大腦。其中最為著名的就是補腎佳品——黑芝麻。對學生、白領和其他腦力工作者來說，黑芝麻是很好的食物。將黑芝麻磨成粉，搭配一些糯米粉和白糖，就是自製的黑芝麻糊，既健腦益智，又能當做簡易早餐。

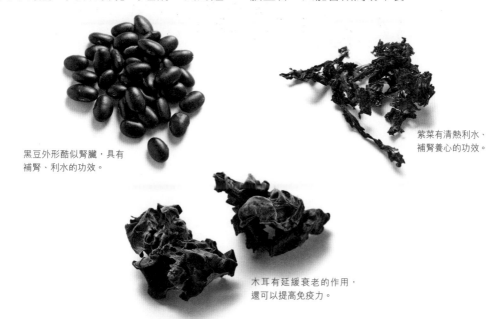

黑豆外形酷似腎臟，具有補腎、利水的功效。

紫菜有清熱利水、補腎養心的功效。

木耳有延緩衰老的作用，還可以提高免疫力。

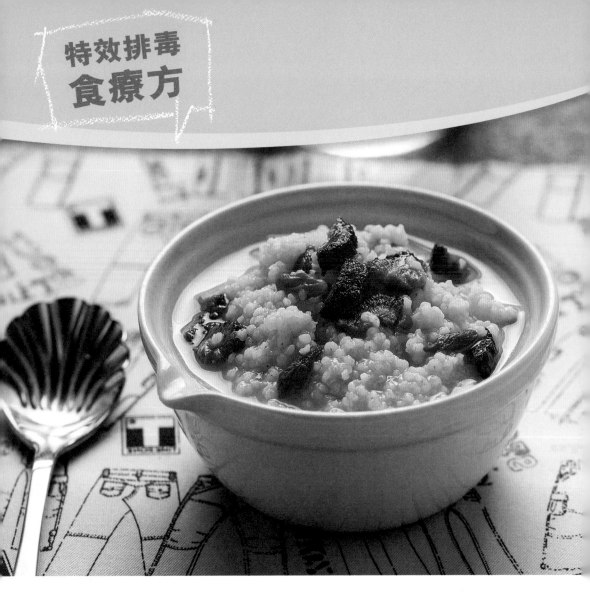

小米海參粥

 補腎益髓
養血潤燥

原料：海參乾 20 克，小米 80 克，枸杞子、鹽各適量。

做法：

① 海參乾泡發，去內臟，洗淨，切小段。

② 小米淘洗乾淨，浸泡 4 小時，加適量水煮粥。

③ 待粥快煮熟時，放入海參和枸杞子，小火略煮片刻，
加鹽調味即可。

功效分析

海參中微量元素釩的含量
居各種食物之首，可參與血
液中鐵的輸送，淨化血液中
的毒素，是老少皆宜的滋補
食物。

涼拌海蜇

 滋陰化痰
解渴醒酒

原料：海蜇皮 300 克，醋、麻油、鹽各適量。

做法：① 海蜇皮洗淨，切絲，用水浸泡 2 小時。

② 用五六成熱的熱水將海蜇絲燙一下，撈出過涼。

③ 將海蜇絲擠乾水分，放在盤裏。

④ 將醋、麻油、鹽放入碗中，調勻，澆在海蜇絲上面即可。

功效分析 海蜇具有高碘、高蛋白、低脂肪、低熱量的特點，因此特別適合想要瘦身的人食用。此外，經常喝酒的人應多吃些，以排腎毒，減輕酒精對身體的損害。

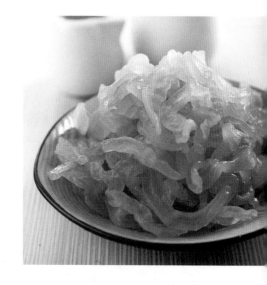

韭菜花炒魷魚

 滋陰養胃
補虛潤膚

原料：鮮魷魚 1 條，韭菜薑 100 克，醬油、鹽各適量。

做法：① 鮮魷魚剖開，收拾乾淨，切成粗條；韭菜花洗淨，切段。

② 將魷魚條放入開水中焯燙一下，撈出。

③ 油鍋燒熱，放入韭菜花段翻炒，然後放入魷魚條。

④ 加適量醬油、鹽，翻炒均勻即可。

功效分析 魷魚具有補虛養氣、滋陰養顏的功效，能降低血液中膽固醇的濃度，調節血壓，對預防老年癡呆症等有一定功效。

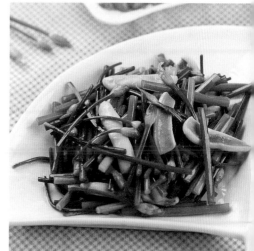

核桃仁紫米粥

 補血益氣
健腎補肝

原料：紫米、核桃仁各 50 克，枸杞子 10 克。

做法：① 紫米淘洗乾淨，浸泡 30 分鐘。

② 核桃仁掰碎；枸杞子揀去雜質，洗淨。

③ 將紫米放入鍋中，加適量水。

④ 大火煮沸後，轉小火繼續煮 30 分鐘。

⑤ 放入核桃仁碎與枸杞子，繼續煮 15 分鐘即可。

功效分析 紫米和黑米都有補腎的功效，但紫米更好消化和吸收。而且，紫米富含膳食纖維，能夠降低血液中膽固醇的含量，有助於預防心臟病。

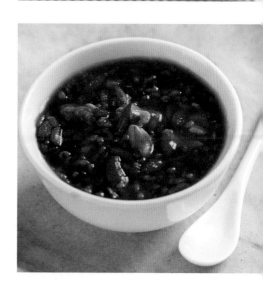

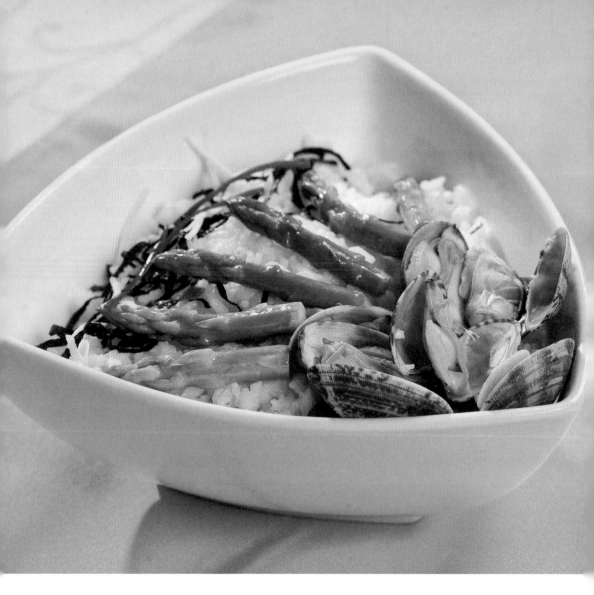

蘆筍花蛤飯

 滋陰潤燥
利尿消腫

原料：蘆筍6根，花蛤150克，海苔、粳米、生薑、
　　　白糖、醋、麻油、鹽各適量。

做法：

① 蘆筍洗淨，切段；海苔、生薑切絲，備用。

② 花蛤泡水，吐淨泥沙後用水煮熟。

③ 粳米淘洗乾淨，放入電飯煲中，加適量水。

④ 將海苔絲、薑絲、白糖、醋、鹽攪拌均勻，倒入電
　飯煲中；把蘆筍段鋪在上面，一起煮熟。

⑤ 將煮熟的米飯盛出，放入花蛤，加麻油攪拌即可。

功效分析

花蛤味鹹，有助津液、潤五
臟、止消渴、開胃、治水腫、
化痰積的功效，能排濕毒。
而且，花蛤中含有豐富的蛋
白質、礦物質和微量元素，
可預防中老年慢性病。

黑芝麻栗子糊

滋補肝腎
潤養脾肺

原料：黑芝麻 40 克，熟栗子 120 克。

做法：① 熟栗子去殼，去皮，切成小塊。

　　　② 黑芝麻放入鍋中，小火炒香。

　　　③ 將所有材料倒入豆漿機中，加水至上下水位線之間，製作完成即可。

功效分析 《本草綱目》中對黑芝麻有「服至百日，能除一切痼疾。一年身面光澤不饑，二年白髮返黑，三年齒落更生」的評論。因此，多吃黑芝麻對排毒養顏十分有益。

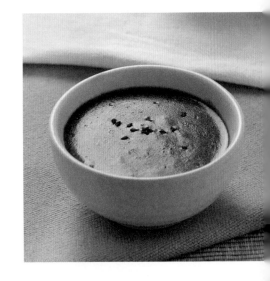

黑米糊

滋陰補腎
健身暖胃

原料：黑米 50 克，紅小豆 30 克，栗子 25 克，白糖適量。

做法：① 紅小豆浸泡 10 小時；栗子去殼，洗淨。

　　　② 黑米淘洗乾淨，用水浸泡 2 小時。

　　　③ 將紅小豆、栗子、黑米一同放入豆漿機，加水至上下水位線之間。

　　　④ 煮熟後倒出，加適量白糖調味即可。

功效分析 黑米富含膳食纖維，能促進腸胃蠕動，排出毒素。而且，黑米補血效果十分顯著，是滋補強身、抗衰美容的佳品。

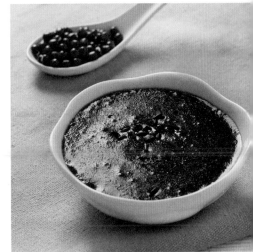

桑葚粥

補肝滋腎
益血明目

原料：桑葚 50 克，糯米 100 克，冰糖適量。

做法：① 桑葚洗淨；糯米洗淨，用水浸泡 2 小時。

　　　② 鍋置火上，放入糯米和適量水，大火燒沸後改小火熬煮。

　　　③ 待粥煮至熟爛時，放入桑葚，稍煮。

　　　④ 放入冰糖，攪拌均勻即可。

功效分析 桑葚能補肝滋腎、益血明目、祛風濕、解酒毒，對肝腎陰虛所致的視力減退、耳鳴、身體虛弱、神經衰弱等症有很好的療效。

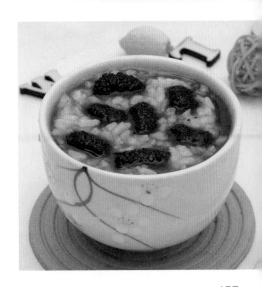

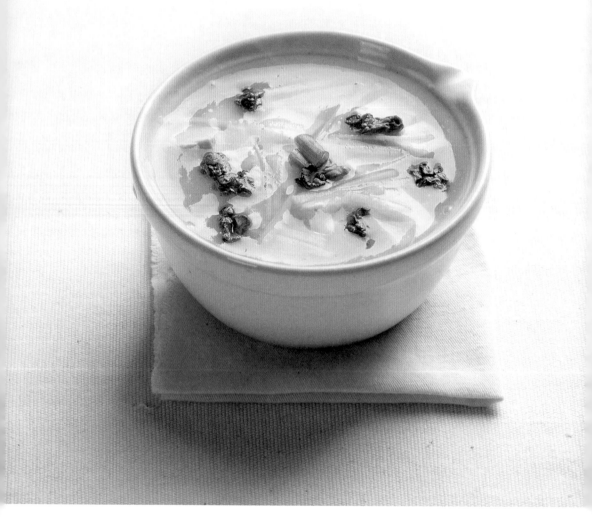

牡蠣豆腐湯

益智健腦
清熱解毒

原料： 牡蠣、豆腐各 200 克，葱、蒜、生粉水、蝦油、
　　　 鹽各適量。

做法：

① 將牡蠣肉洗淨，切成薄片；豆腐洗淨，切丁；葱切絲；
　 蒜切片。

② 油鍋燒熱，放入蒜片煸香，倒入蝦油，加水燒開。

③ 加入豆腐丁、鹽燒開，加入牡蠣肉片、葱絲。

④ 用生粉水勾薄芡，加鹽調味即可。

功效分析

牡蠣是補腎佳品，對於陰
虛引起的失眠、頭暈、頭
痛等腎毒症狀有很好的緩
解作用。

蝦皮紫菜湯

 健腦益智
化痰散結

原料：紫菜 10 克，雞蛋 1 個，蝦皮、香菜、葱、生薑、麻油、鹽各適量。

做法：① 蝦皮洗淨；紫菜撕成小塊；雞蛋打散；

② 香菜擇洗乾淨，切段；葱、生薑切末。

③ 油鍋燒熱，放入薑末、蝦皮略炒，加適量水煮沸。

④ 淋入蛋液，放入紫菜、香菜段、鹽、葱末、麻油即可。

功效分析 紫菜中含有豐富的膳食纖維及礦物質，能幫助排泄身體內的廢物及毒素。這道湯中，紫菜和蝦皮都是補碘補鈣的食物，很適合學生族和腦力工作者食用。做湯的時候要少放鹽，以免鹽攝入過多。

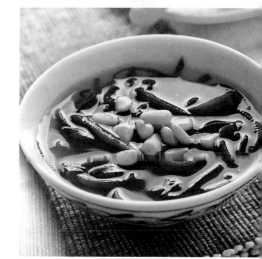

松仁海帶湯

清熱止渴
通行利水

原料：松仁 50 克，黃豆 20 克，海帶 100 克，雞湯、鹽各適量。

做法：① 松仁洗淨；黃豆洗淨，用水浸泡 8 小時左右。

② 海帶洗淨，用水浸泡 2~4 小時，切成細絲。

③ 鍋中放入雞湯、松仁、黃豆、海帶絲，用小火煨熟，加鹽調味即可。

功效分析 海帶中的含碘量較高，能健腦益智。海帶還含有大量消腫利尿的甘露醇，能排腎毒。

芥菜乾貝湯

 滋補肝腎
明目利膈

原料：芥菜 250 克，乾貝 5 個，雞湯、麻油、鹽各適量。

做法：① 芥菜洗淨，切段。

② 乾貝用溫水浸泡 12 小時以上，備用。

③ 乾貝洗淨，加水煮軟，拆開乾貝肉。

④ 鍋中加雞湯、芥菜段、乾貝肉，煮熟後加麻油、鹽調味即可。

功效分析 乾貝能滋陰補腎、和胃調中，對頭暈目眩、脾胃虛弱等腎毒症狀有很好的排毒效果。

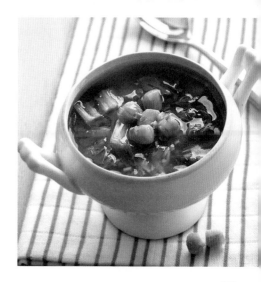

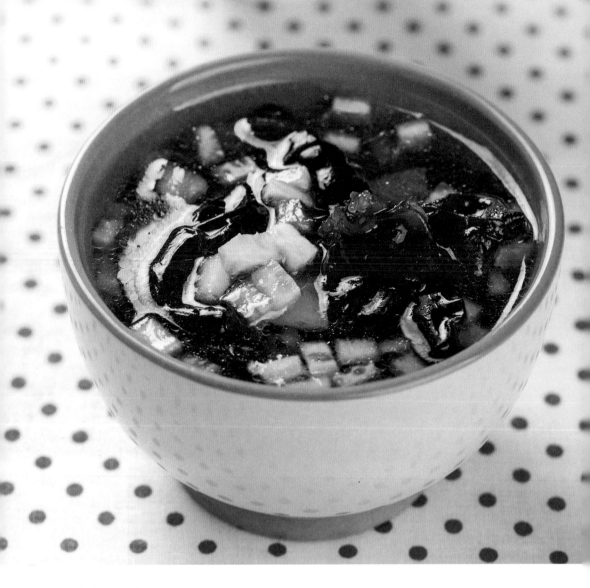

黃瓜木耳湯

輕身強智
補血活血

原料： 黃瓜 150 克，木耳、鹽各適量。

做法：

① 黃瓜洗淨，切成小塊。

② 木耳用涼水浸泡 6 小時左右，洗淨，去蒂。

③ 油鍋燒熱，放入木耳翻炒，加適量水煮沸。

④ 倒入黃瓜塊，加適量鹽調味即可。

功效分析

木耳富含鐵，被營養學家認為是最天然、最有效的補鐵食物，具有淨化血液、排出毒素的作用。但木耳性寒，脾胃虛弱、經常腹瀉者、患有出血性疾病的人不宜食用。

烏梅銀耳紅棗湯

生津止渴
解酒除煩

原料：烏梅、銀耳各 20 克，紅棗 100 克，冰糖適量。

做法：① 將烏梅、紅棗浸泡好後洗淨。

② 銀耳用水浸泡 2 小時左右，去蒂，洗淨。

③ 鍋中倒水，將所有材料放入鍋中，小火燉 40 分鐘即可。

功效分析　烏梅不僅是年輕人愛吃的小零食，也是排毒解酒的好食物。酒醉後喝些烏梅湯就能有效解酒，對清除口氣也有很好的效果。

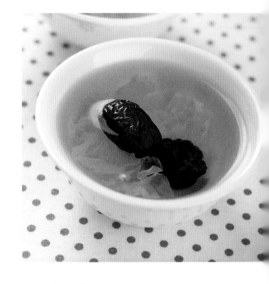

烏雞滋補湯

滋陰清熱
補肝益腎

原料：烏雞 1 隻，山藥 250 克，枸杞子 10 克，紅棗 6 顆，生薑、料酒、鹽各適量。

做法：① 烏雞洗淨，去內臟；山藥洗淨，去皮，切片；紅棗洗淨；生薑切片，備用。

② 將烏雞放入鍋中，加適量水煮沸。

③ 撇去浮沫，放入山藥片、枸杞子、紅棗、料酒和適量薑片。

④ 轉小火燉至烏雞熟爛，加鹽調味即可。

功效分析　烏雞富含鐵，能促進脂類從血液中轉運，以及藥物在肝臟的解毒等。烏雞具有補肝腎、益精血、退虛熱、調月經、止白帶等功效，因此對於女性而言是一道難得的滋補佳品。

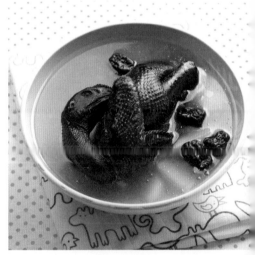

鮮檸檬馬蹄水

涼血解毒
利尿通便

原料：鮮檸檬 1 個，馬蹄 10 個。

做法：① 鮮檸檬洗淨，切片。

② 馬蹄洗淨，去皮，切片。

③ 鍋中加適量水，放入檸檬片和馬蹄片，煮 5~10 分鐘即可。

功效分析　馬蹄具有益氣安中、開胃消食的功效，還是很好的防病抗毒食品。很多兒童喜歡生吃馬蹄，但容易感染細菌和寄生蟲，最好將馬蹄去皮，在開水中略煮片刻，加點白糖再吃。

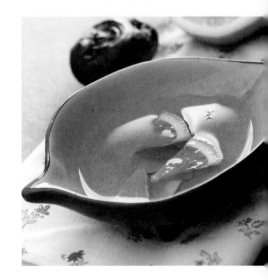

第八章
簡單有效
的排毒茶飲

在世界四大飲料中，酒、咖啡、可樂在大量飲用後都會對身體造成損害，惟有茶能滿足人們不同的養生需求。無論是綠茶還是紅茶，都是古老的排毒食物。近年來流行的花草茶更是年輕女性的心頭好，不僅能養顏，更能帶來一份好心情。

養心茶
讓好氣色
給美麗加分

我們接觸生人的時候，多數是先看臉。在大街上回頭率高的，都是臉蛋漂亮的美女。但是大街上那麼多臉蛋漂亮的美女，什麼樣的美女最容易脫穎而出呢？那就是氣色好的，不僅要白，還要紅潤有光澤。這就需要好好養心了，從內到外，雙管齊下，養出魅力十足的好氣色。

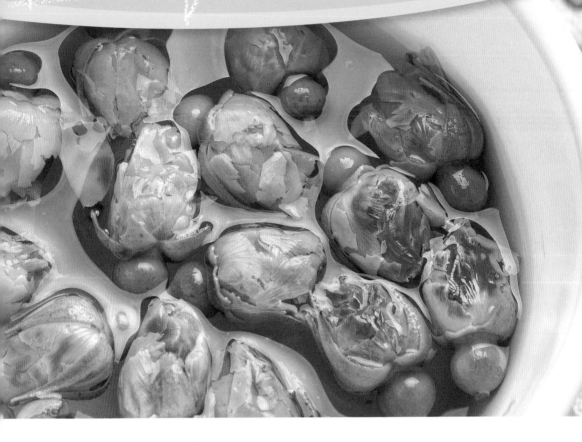

玫瑰花茶

 養血安神
美容養顏

原料：玫瑰 8 朵，冰糖適量。

做法：

① 將玫瑰花和冰糖一同放入壺中，沖入 80℃ 左右的熱水（將開水在室溫條件下放置幾分鐘即可）。

② 加蓋，悶 5 分鐘後即可飲用。

功效分析

玫瑰花氣味芬芳，具有理氣化瘀、調經止痛的功效。常喝玫瑰花茶能促進體內氣血運行，幫助身體排出瘀毒，還能緩解女性月經時情緒低落、小腹疼痛等症狀。

玫瑰參茶

補氣養血
美容養顏

原料：玫瑰 8 朵，西洋參 5~8 片，紅棗 3 顆。

做法：① 紅棗洗淨，去核。

② 將紅棗、玫瑰、西洋參一同放入壺中，沖入 80℃左右的熱開水。

③ 加蓋，悶 5 分鐘後即可飲用。

功效分析 現代女性大多都會有些虛弱，比如氣血雙虧，不但面色暗黃，整個人都顯得沒精神。在玫瑰花茶裏加些西洋參，能補氣養陰、清熱生津，還能促進血液活動力。

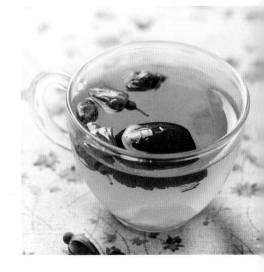

玫瑰烏梅茶

養心除煩
止渴調中

原料：玫瑰 5 朵，烏梅 3 顆。

做法：① 將玫瑰、烏梅一同放入壺中，沖入 80℃左右的熱開水。

② 加蓋，悶 5 分鐘後即可飲用。

功效分析 心情煩躁、容易生氣都是心需要排毒的信號。這時，在玫瑰花茶裏加一些烏梅，不但能止渴生津，讓心裏的火慢慢降下去，還有消脂減肥的功效。

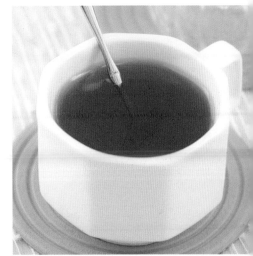

玫瑰牛奶茶

養心護肝
美容潤膚

原料：玫瑰 6 朵，牛奶 1 杯，葡萄乾、枸杞子各適量。

做法：① 將玫瑰花、葡萄乾、枸杞子一同放入壺中，用開水沖泡。

② 5 分鐘後，倒入牛奶，攪拌均勻即可。

功效分析 擁有好氣色的同時，也要保持皮膚水潤。這道玫瑰牛奶茶就是美容潤膚的首選，可以隨時飲用，尤其適合睡前兩小時飲用，可幫助睡眠。

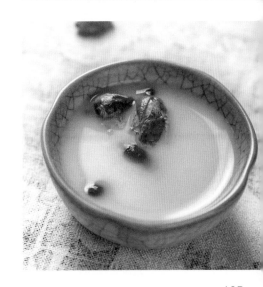

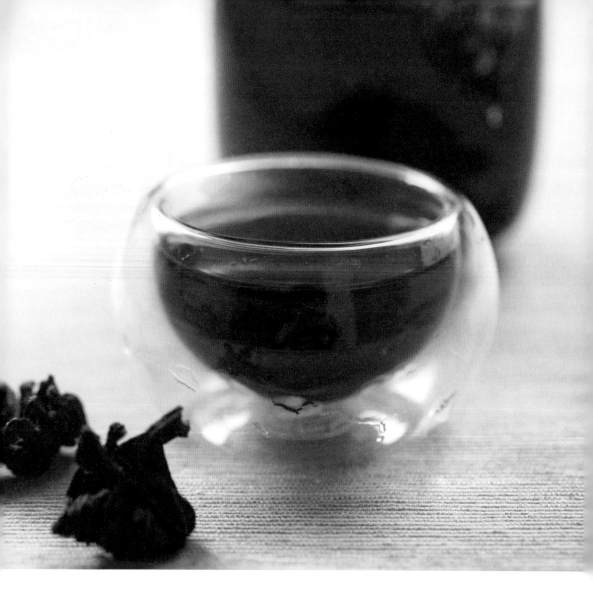

洛神花茶

 理氣健脾
延緩衰老

原料： 洛神花 5 朵，蜂蜜適量。

做法：

① 將洛神花放入鍋中，加適量水煮沸。

② 3 分鐘後關火，焗泡 5 分鐘左右。

③ 過濾茶渣後倒入杯中，加蜂蜜調味即可。

功效分析

洛神花中含有大量的花青素，能有效消除體內的自由基，是很好的抗氧化食物。洛神花茶有很好的排毒養顏效果，是延緩衰老的佳品。

洛神菊花茶

降壓降脂
改善睡眠

原料：洛神花 8 朵，菊花 10 朵，冰糖適量。

做法：① 將洛神花、菊花、冰糖一同放入壺中，用開水沖泡。

② 加蓋，悶 10 分鐘左右，攪拌均勻後即可飲用。

功效分析 現代研究發現，食用洛神花能減少人體內的膽固醇和三酸甘油酯，能有效防治心血管疾病。此外，心緒不寧、失眠多夢的人也適合喝洛神花茶。

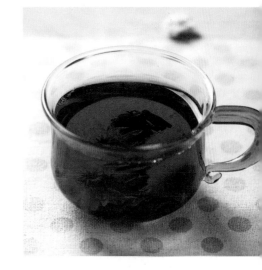

枸杞桂圓茶

養血滋陰
滋肝補腎

原料：玫瑰 2 朵，桂圓 2~4 個，枸杞子適量。

做法：① 桂圓取肉，與枸杞子一同放入杯中，用開水沖泡。

② 10 分鐘後放入玫瑰花，片刻後即可飲用。

功效分析 很多人經常熬夜，時間一長，皮膚變得暗淡，還有明顯的黑眼圈。這時候，心、肝都需要排毒，讓氣血運行恢復正常。經常喝一些枸杞茶能滋陰養顏，改善熬夜帶來的種種症狀，還原靚麗皮膚。

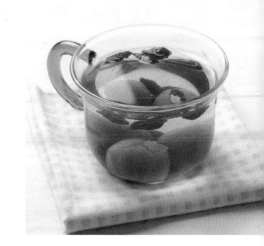

枸杞紅棗茶

益氣補血
滋肝補腎

原料：紅棗 5 顆，枸杞子 10 粒，冰糖適量。

做法：① 紅棗去核，和枸杞子一同放入鍋中，加水煮沸。

② 5 分鐘後放入冰糖，煮至溶化即可。

功效分析 人心血不足的時候，就容易出現精神恍惚、健忘、失眠、多夢等症狀。只有把血補足了，人才會精神煥發。常吃枸杞子、紅棗、紅小豆等食物，堅持補血，精神自然會好起來。

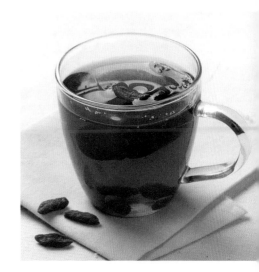

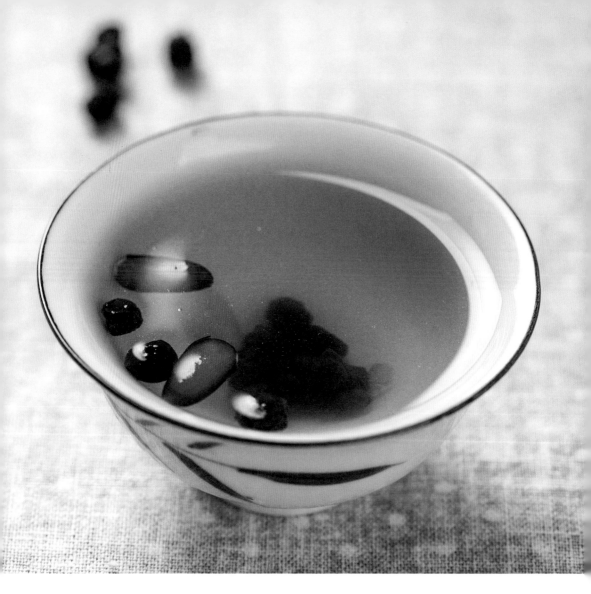

五味子松仁茶

止渴除煩
寧心安神

原料： 五味子、松仁各適量，蜂蜜適量。

做法：

① 將五味子放入杯中，倒入開水。

② 加蓋，悶 5 分鐘後，倒入松仁、蜂蜜，攪拌均勻
即可。

功效分析

心虛、心悸、健忘、失眠都
是心臟不好的表現，尤其是
老年人。這時候就最好保持
心態平和，凡事往好處想，
搭配一些養心的食物，如五
味子，它能養五臟，安心神，
是中老年人和心臟病患者的
良藥。

五味子杜仲茶

補中益氣
延緩衰老

原料：五味子、杜仲各適量。

做法：① 將五味子、杜仲一同放入杯中，倒入開水。

　　　② 加蓋，悶 10 分鐘後飲用即可。

功效分析 杜仲的排毒功效在於清除體內垃圾，加強細胞物質代謝。而且，杜仲中的天然活性成分能預防皮膚老化，增強皮膚光澤，具有很好的抗衰老效果，和五味子搭配食用，抗衰老功效更顯著。

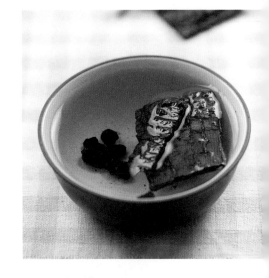

紅棗養顏茶

養肝補心
延緩衰老

原料：紅棗 10 顆，紅茶、白糖各適量。

做法：① 紅棗去核，和白糖一同倒入鍋中，加水煮沸。

　　　② 將紅茶用開水沖泡，加蓋悶 5 分鐘。

　　　③ 將紅茶和紅棗湯混合，攪拌均勻即可。

功效分析 俗話説「日食三棗，長生不老」。紅棗能抗衰老、延壽命，是排毒抗衰的最佳食物之一，它具有補虛益氣、養血安神的功效，對氣血不足、倦怠無力等症狀有很好的治療作用。

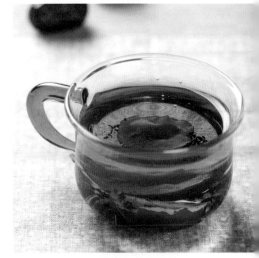

紅棗葡萄乾茶

補血養顏
生津除煩

原料：紅棗 5 顆，葡萄乾 15 粒，紅茶適量。

做法：① 紅棗去核，和葡萄乾一同放入鍋中，加水煮沸。

　　　② 放入紅茶，再煮 3 分鐘即可。

功效分析 月經調理不好很容易患輕度貧血，出現臉色蒼白、無精打采、手腳冰涼等症狀。每天吃一小把葡萄乾，既當零食又當食療，補血的同時，幫助改善諸多美容問題。

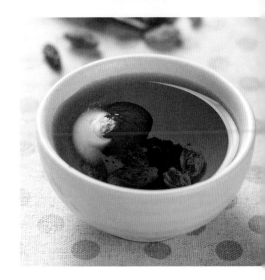

護肝茶
明亮的眼睛 會放電

刷 Facebook、聊 WhatsApp、搜網頁、看 YouTube……做這些事情的時候，最受傷的就是眼睛，它要面對的是高強度的工作：白天上班對着電腦，晚上回家看着電視，臨睡前還要再看一會兒手機。所以，是時候愛惜自己的眼睛了。

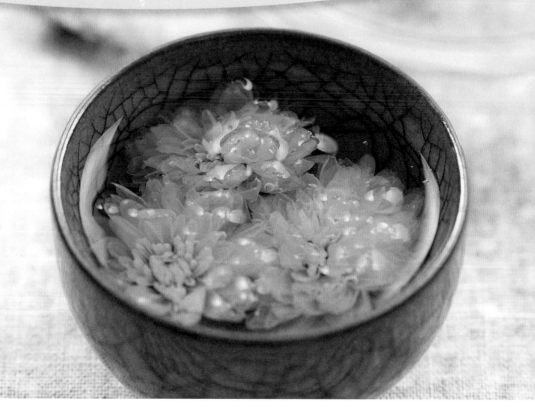

菊花茶

 疏肝解鬱
平肝明目

原料：菊花 10 朵。

做法：

① 將菊花放入壺中，倒入開水。

② 焗泡 3~5 分鐘後，即可飲用。

功效分析

看電視、電腦、手機時間久了，就會覺得頭昏、眼睛痛，這是肝需要排毒的信號，要及時改正不良生活習慣，多吃清肝明目的食物。菊花能疏散風熱、消暑生津，常飲可潤喉、明目，對上班族護眼很有益。

菊花決明子茶

解毒明目
紓解壓力

原料：菊花 5 朵，枸杞子 8 粒，決明子適量。

做法：① 將菊花、枸杞子和決明子一同放入杯中，倒入開水。

　　　② 焗泡 5 分鐘後，即可飲用。

 功效分析 菊花、枸杞子都是排肝毒、護眼睛的食材，搭配食用，養肝明目的效果顯著。一些比較忙的上班族可以每天泡些枸杞子水，簡單又省時間。

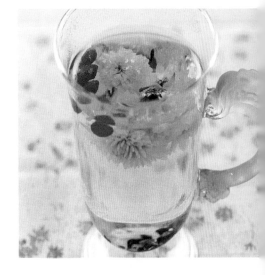

薄荷葉桑葉茶

祛風明目
疏散風熱

原料：薄荷葉 3 片，桑葉 5~8 片。

做法：① 將桑葉放入砂鍋中，加水煮 10 分鐘左右。

　　　② 放入薄荷葉，再煮 1 分鐘即可。

 功效分析 食用薄荷葉能有效排除腸胃毒素，消腫除濕，能幫助排便、減肥。薄荷葉還有祛風明目、散熱止癢的功效，對頭痛眩暈、咽痛聲啞、皮膚瘙癢等症狀有很好的治療效果。

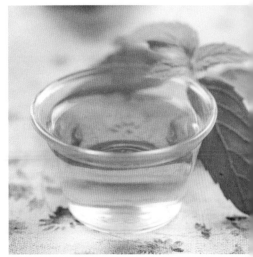

薄荷葉苦瓜茶

祛風明目
清熱解毒

原料：薄荷葉、苦瓜各 3 片，冰糖適量。

做法：① 將薄荷葉、苦瓜片、冰糖一同放入杯中，倒入開水。

　　　② 加蓋，悶 5 分鐘後即可飲用。

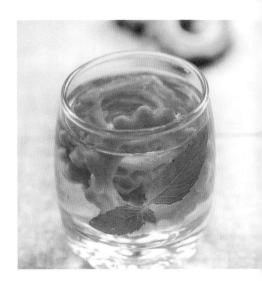 **功效分析** 苦瓜中含有的活性蛋白質能提高機體免疫力，有很好的抗病毒效果。而且，苦瓜能加速體內毒素的排泄。天氣炎熱時，喝些薄荷葉苦瓜茶能提神醒腦、清熱解毒，降心火，排心毒。

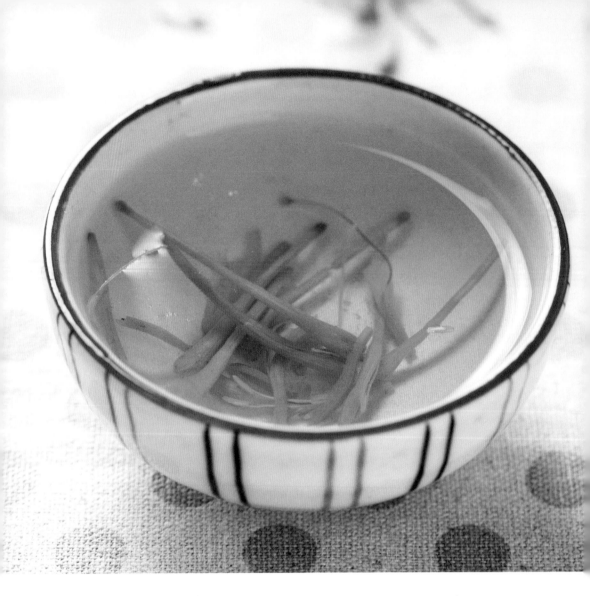

金銀花茶

原料： 金銀花 15~20 朵。

做法：

① 將金銀花放入杯中，倒入開水。

② 待水溫適宜後，即可飲用。

功效分析

金銀花有很好的排毒效果，對流感、牙周炎、扁桃體炎都有很好的殺菌消炎作用。流感多發季節可以多喝金銀花茶，提高自身免疫力，抵禦流感病毒侵襲。

金銀花綠豆茶

消暑祛濕
生津止渴

原料：金銀花 30 朵，綠豆適量。

做法：① 將金銀花、綠豆分別洗淨，放入鍋中，加適量水，
　　　大火煎煮。

　　　② 10 分鐘後關火，微涼後即可飲用。

功效分析 綠豆的解毒、排毒效果是廣為人知的。大火煎煮
出來的綠豆湯對消暑熱十分有效，在裏面放些金銀花，是夏
季最實用的消暑生津的飲品。

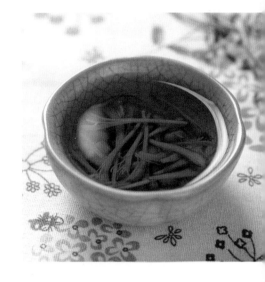

決明子茶

清肝明目
疏肝解鬱

原料：決明子、綠茶各適量。

做法：① 將決明子、茶葉一同放入杯中，倒入開水。

　　　② 浸泡 10 分鐘後，即可飲用。

功效分析 決明子能清肝明目，有效排肝毒，治療青光眼、
白內障、結膜炎等病。肝陽上亢的人如果出現頭痛、頭暈、
失眠等症狀，可以用決明子做枕頭，輔助治療效果很好。

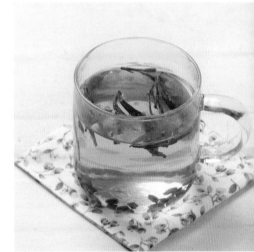

決明子甜菊葉茶

平肝明目
降糖降壓

原料：決明子適量，甜菊葉 2 片。

做法：① 將決明子、甜菊葉一同放入杯中，倒入開水。

　　　② 加蓋，悶 10 分鐘後即可飲用。

功效分析 上班族經常要對着電腦工作，視力下降快。經常
喝決明子甜菊葉茶可以保護視神經，緩解眼睛疲勞，讓眼睛
奕奕有神。糖尿病患者常喝決明子甜菊葉茶還能降糖，有益
身體健康。

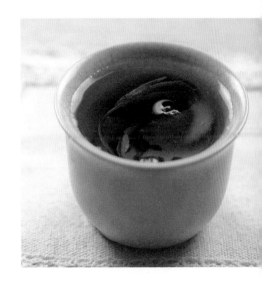

健脾茶
簡單減肥
不反彈

減肥是一件很痛苦的事情，時間久、見效慢也就算了，關鍵是反彈特別快，好不容易減下去了，吃一頓好的犒勞自己，肉就蹭蹭地起來了。這一身贅肉真讓人鬧心，怎麼減都減不掉，連喝水都會胖。這種情況多半是胃吃進去了，脾卻消化不了，全堆積在身體裏了。

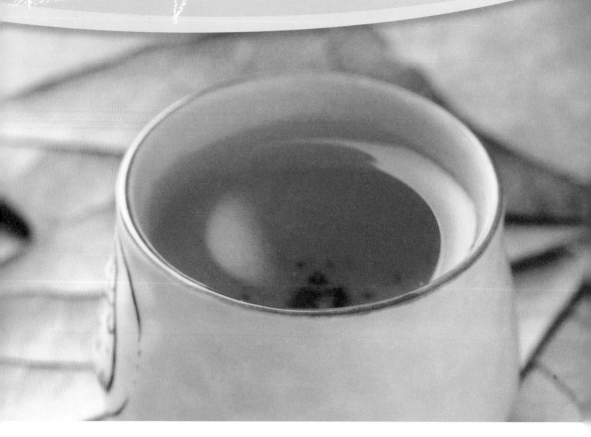

荷葉茶

 清熱解暑
潤腸通便

原料：乾荷葉 1/2 張。

做法：

① 將乾荷葉剪碎，放入壺中，倒入開水。

② 浸泡 5~10 分鐘後，即可飲用。

功效分析

荷葉有清熱解暑、除濕祛瘀、利尿通便的功效，能幫助排除胃腸中殘存的毒素。想要減肥的人可常喝荷葉茶，因為它能健脾升陽，減少人體對脂肪的吸收。雖然需要長期堅持，但是勝在不反彈。

荷葉桂花茶

🍃 清熱潤膚
化痰散瘀

原料：乾荷葉 1/2 張，桂花 1 小把，綠茶、冰糖各適量。

做法：① 將乾荷葉剪碎，和桂花、綠茶、冰糖一同放入茶杯中，倒入開水。

② 加蓋，悶 5 分鐘後即可飲用。

 功效分析 桂花茶能幫助人體排出毒素，平衡神經系統，淨化身心。心情煩躁、咳嗽不止、嗓子有痰的時候都可以喝些桂花茶。搭配荷葉食用，對減肥瘦身比較有幫助，味道也會變得清香悠遠。

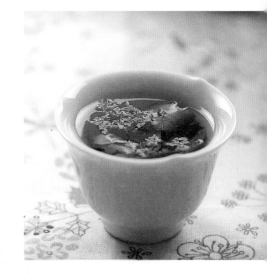

荷葉西瓜皮茶

🍃 清熱解暑
消脂減肥

原料：乾荷葉 1/2 張，西瓜皮 1 塊。

做法：① 西瓜皮洗淨，切片。

② 將乾荷葉剪碎，和西瓜皮片一同放入鍋中，煎煮取汁即可。

 功效分析 夏天的時候氣溫較高，人們很少出去運動，不利於減肥。高溫下運動會加速體內水分流失，容易中暑。這時喝些荷葉西瓜皮茶既能降暑消脂，又能生津止渴，可謂一舉兩得。

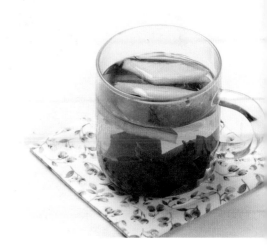

荷葉陳皮烏龍茶

🍃 理氣健脾
化痰利濕

原料：乾荷葉 1 張，陳皮、烏龍茶各適量。

做法：① 將乾荷葉剪碎，和陳皮一同放入砂鍋中，倒入適量水。

② 大火煮沸後，小火繼續煎煮 15 分鐘。

③ 將烏龍茶放入杯中，沖入湯汁，浸泡 3 分鐘即可。

功效分析 生活在濕熱地區、容易生氣的人體內都容易產生濕毒。陳皮、荷葉都有健脾、化濕的功效，能有效排除體內的濕毒。因外邪侵襲引起的胃腸感冒以及水液代謝紊亂引起的食慾不振、腹脹、腹瀉、面黃、水腫等症狀也可得到改善。

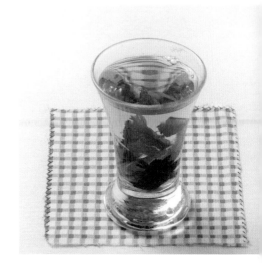

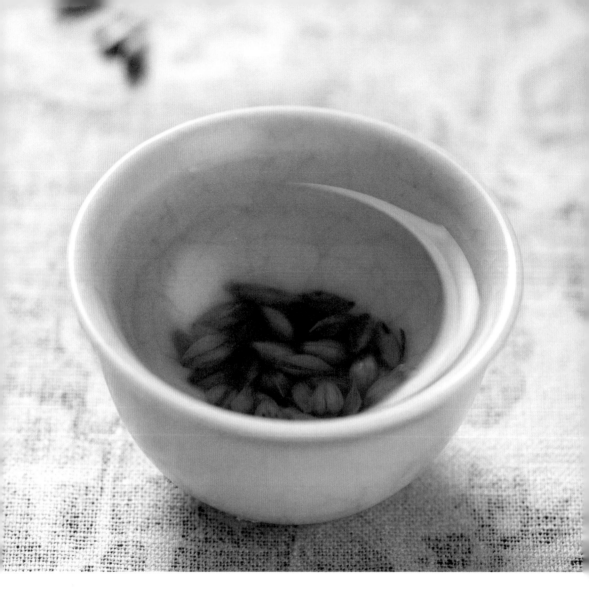

大麥茶

消食化滯
潤腸通便

原料： 大麥 1 小把。

做法：

① 將大麥放入鍋中，加水煎煮。

② 5~10 分鐘後關火，微溫後即可飲用。

功效分析

經常吃燒烤、火鍋、麻辣燙、麻辣香鍋等熱燙、辛辣、油膩的食物會給腸胃和脾帶來很大的負擔。這時喝些大麥茶可以解膩、消食，幫助腸胃和脾排毒，減輕身體上的不適。

大麥檸檬茶

 解毒去腥
強健脾胃

原料：大麥 1 小把，冰糖 4 粒，檸檬汁適量。

做法：① 將大麥放入杯中，倒入開水。

　　　② 加蓋，悶 3 分鐘後，放入適量檸檬汁。

　　　③ 放入冰糖，輕輕攪拌均勻即可。

功效分析 食用大麥能健脾消食、清熱止渴。大麥含有大量的膳食纖維，因此具有很好的排腸毒、潤腸道的功效。大麥茶經過加溫處理，和寒涼的綠茶相比，藥效要溫和一些。因此，想要通便減肥又脾胃寒涼的人，可以用大麥茶代替綠茶。

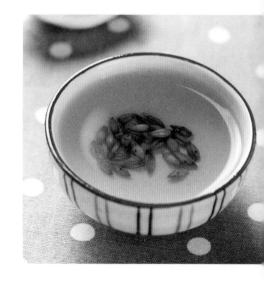

山楂荷葉茶

活血化瘀
排毒養顏

原料：山楂 15 片，荷葉 1 張，紅棗 2~4 顆。

做法：① 紅棗去核，和山楂片、荷葉一同放入鍋中，加水煮沸。

　　　② 5 分鐘後過濾，即可飲用。

功效分析 山楂具有降體脂、降血壓、清心神的功效，是排心毒和排脾毒的食療佳品。經常飲用山楂荷葉茶還能消脂減肥，快速瘦身。

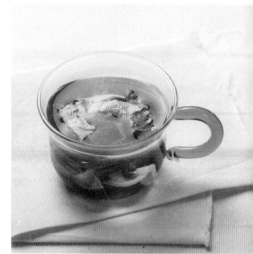

山楂菊花茶

 消食健脾
活血通經

原料：山楂 3 片，菊花 5 朵。

做法：① 將山楂、菊花一同放入杯中，倒入開水。

　　　② 加蓋，悶 10 分鐘後即可飲用。

功效分析 山楂具有殺蟲解毒、活血化瘀、消食化積的功效。需要注意的是，山楂味酸，不適合空腹食用，以免胃酸分泌過多，對胃潰瘍患者來說更是弊大於利。因此，最好是飯後吃山楂，這樣才健脾消食。

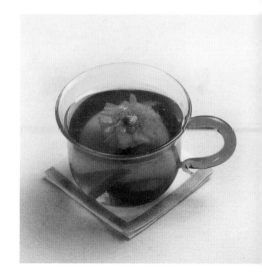

咳嗽、痰多、嗓子不舒服的時候，我們就會意識到，肺可能不太好了。尤其是現在空氣污染比較嚴重，人們對肺比較關注。中醫講「肺主皮毛」，就是說，肺好，皮膚就好了。想要潤膚的人，多吃些潤肺養肺的食物可能比用化妝品還好。

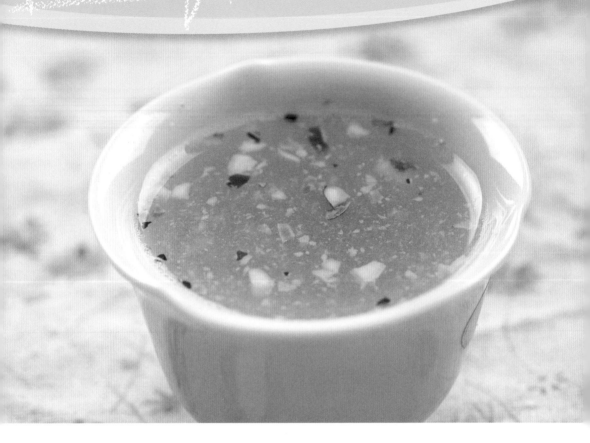

杏仁茶

 潤肺養顏
生津止渴

原料： 甜杏仁 8 個，苦杏仁 3 個。

做法：

① 將甜杏仁、苦杏仁分別洗淨，搗碎。

② 將杏仁碎放入壺中，倒入開水。

③ 沖泡 20 分鐘後，即可飲用。

功效分析

皮膚乾燥、粗糙都是肺中毒的表現。常吃杏仁可以潤肺養顏、滋潤皮膚，逐漸改善皮膚，讓皮膚水潤有光澤。需要注意的是，生的杏仁有小毒，最好要買加工好的杏仁，或者自己在家煮熟、煮透。

杏仁菊花茶

清熱解毒
止咳平喘

原料：苦杏仁 2 個，菊花 4 朵，金銀花 6 朵，蜂蜜適量。

做法：① 將苦杏仁、菊花、金銀花一同放入杯中，倒入開水。

② 加蓋，悶 5~8 分鐘後，倒入蜂蜜，攪拌均勻即可。

 功效分析 春季是呼吸道疾病多發的季節，人體很容易受到風邪侵襲，出現呼吸道感染、支氣管炎等疾病。適當喝些杏仁菊花茶，能有效提高身體的免疫力，抵禦風邪之毒。

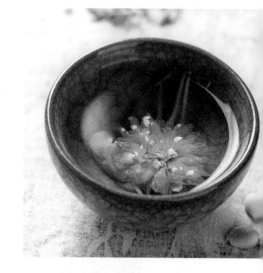

百合桂圓茶

滋陰清熱
寧心安神

原料：百合花 3~5 朵，桂圓 3 顆，棗仁、蜂蜜各適量。

做法：① 桂圓取肉，和百合花、棗仁一同放入杯中。

② 倒入開水，浸泡 10 分鐘後，倒入蜂蜜，攪拌均勻即可。

 功效分析 百合花具有潤肺止咳、寧心安神的功效，經常食用還能排毒養顏。中醫講肺主皮毛，雖然人的膚色有差異，比如有的人天生就白，有的人天生就黑，但皮膚上的光澤是後天的。常吃百合花，能滋潤皮膚，讓皮膚亮起來。

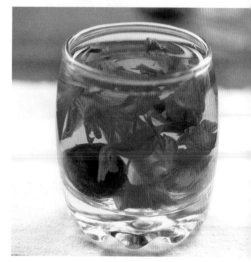

百合桃花茶

潤肺消炎
滋潤皮膚

原料：百合花 3 朵，桃花 2 朵，檸檬 1 片。

做法：① 將百合花、桃花、檸檬片一同放入杯中，倒入開水。

② 加蓋，悶 5 分鐘後即可飲用。

功效分析 臉上出現痘痘的時候，可能是心火旺盛。桃花能養心寧神，百合花能潤肺消炎，都能幫助身體排心毒、肺毒，重現光滑、平整、細膩的皮膚。

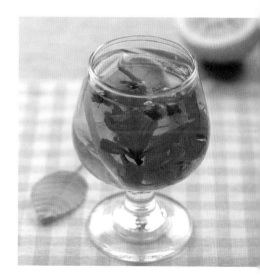

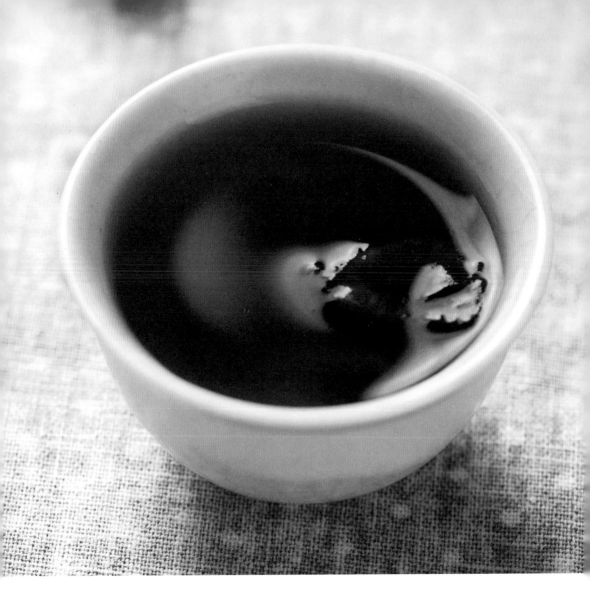

羅漢果茶

🌿 化痰止咳
清肺利咽

原料：　羅漢果 1/2 個。

做法：

① 將羅漢果沖洗乾淨，去掉外殼，掰成小塊，放入杯中。

② 倒入開水，加蓋，悶 10 分鐘後即可飲用。

功效分析

長期抽煙、過度用嗓、經常熬夜的人群如果想要排肺毒，首選羅漢果。將羅漢果茶晾涼或者冰鎮，十分清涼，味道可以與飲料媲美，既能提神生津，又能預防呼吸道感染。外出運動、短途旅行時，都可以準備一些。

羅漢果山楂茶

 清熱潤肺
止咳化痰

原料：羅漢果 1 個，山楂 5~8 片。

做法：① 將羅漢果沖洗乾淨，去掉外殼，和山楂一同放入鍋中。

② 加入適量水，大火煮沸後，小火再煮 5 分鐘。

③ 待溫熱或晾涼後，即可飲用。

功效分析 羅漢果歸肺、大腸經，有潤肺止咳、生津止渴、潤腸通便的功效。出現口渴、百日咳、咽喉炎、扁桃體炎等症狀時，均可食用。

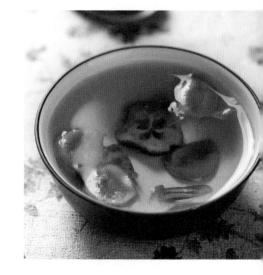

千日紅茶

 止咳定喘
減壓排毒

原料：千日紅 2~4 朵，冰糖適量。

做法：① 將千日紅、冰糖一同放入杯中，倒入開水。

② 焗泡 5 分鐘後，攪拌均勻即可飲用。

功效分析 空氣乾燥的秋冬季節，皮膚容易出現過敏、乾燥甚至是起皮脫屑的現象。這時候喝一些千日紅茶不僅能有效緩解上述症狀，還能讓身體感覺暖暖的。此外，最好不要用白糖代替冰糖，因為冰糖有潤肺的功效，而白糖沒有。

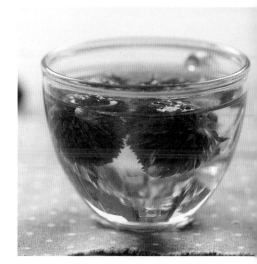

千日紅玫瑰茶

 護膚養顏
滋補氣血

原料：玫瑰花、千日紅各 4 朵，冰糖適量。

做法：① 將玫瑰花、千日紅、冰糖一同放入壺中，倒入開水。

② 焗泡 5 分鐘後，即可飲用。

功效分析 千日紅有很好的滋陰效果，搭配滋補氣血的玫瑰花，能同時排心毒、肺毒，讓皮膚重現光澤，氣色更好。經常飲用千日紅玫瑰茶還能延緩衰老、調節內分泌，讓人越來越年輕。

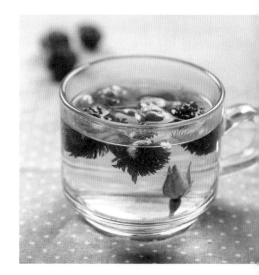

補腎茶
六七十歲不顯老

腎好了，人就有精氣神，看着就不顯老。尤其是人的頭髮和眉毛，烏黑濃密的話，看起來年輕了十幾歲。相反，中年人有了白頭發，眉毛的顏色也開始變淡，看起來就老了十幾歲。此外，黑眼圈範圍逐漸增大、經常腰痠、走路沒勁、小便異常等症狀，都是腎需要排毒的表現。

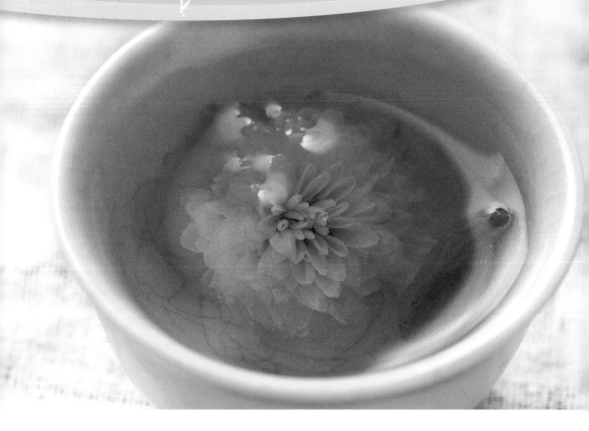

枸杞菊花茶

 滋補腎陰
補肝明目

原料： 菊花 5 朵，枸杞子 6 粒。

做法：

① 將菊花和枸杞子一同放入杯中，倒入開水。

② 焗泡 5 分鐘後，即可飲用。

功效分析

老年人聽力下降，把電視開到很大聲還聽不見，而家人已經感覺震耳欲聾了。腎需要排毒的時候，耳鳴、聽力下降等症狀時有發生，就是俗話説的「耳背」。這種情況下多喝枸杞菊花茶，保證眼不花、耳不聾。

枸杞銀耳茶

 滋陰潤肺
補腎益精

原料：枸杞子 15 粒，水發銀耳 1 朵，菊花 5 朵，冰糖適量。

做法：① 將枸杞子、銀耳放入鍋中，加適量水小火煮湯。

　　　② 將菊花、冰糖一同放入杯中，倒入枸杞銀耳湯。

　　　③ 加蓋，悶 3~5 分鐘後即可飲用。

功效分析　中醫認為，枸杞子具有滋補肝腎、益精明目等功效。枸杞子富含 β-胡蘿蔔素，能清除自由基，提高紅細胞的活性，具有延緩衰老的作用。

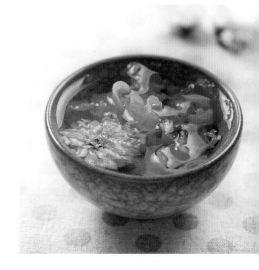

菟絲子茶

 補腎益精
滋補肝腎

原料：菟絲子 20~30 粒。

做法：① 將菟絲子搗碎，倒入開水。

　　　② 加蓋，悶泡 15 分鐘後即可飲用。

功效分析　菟絲子具有養肝明目、補腎益精的功效，適用於肝虛目昏以及腦力勞動者。需要注意的是，陰虛火旺、大便燥結的人不宜飲用。

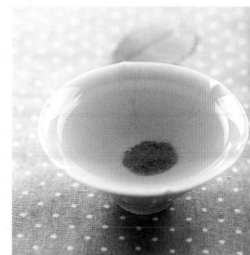

菟絲子紅糖茶

 補腎益精
益壽延年

原料：菟絲子 20~30 粒，紅糖適量。

做法：① 將菟絲子搗碎，和紅糖一同放入杯中，倒入開水。

　　　② 加蓋，悶泡 15 分鐘後即可飲用。

功效分析　上班族經常對着電腦，會出現眼睛乾澀疼痛的現象。而且，熬夜、加班都會加重腎的負擔，無法將毒素及時排出。平時喝些菟絲子紅糖茶會有效緩解這些症狀，長期堅持還能益壽延年。

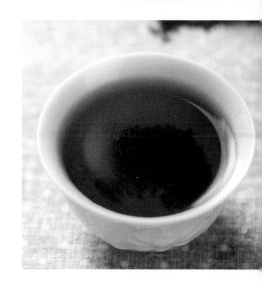

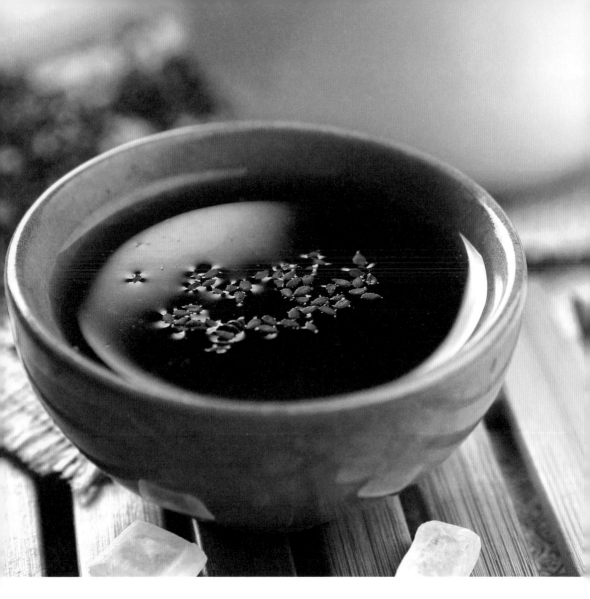

黑芝麻杏仁茶

 補益肝腎
潤腸通便

原料： 黑芝麻1小把，甜杏仁5個，綠茶、冰糖各適量。

做法：

① 將黑芝麻、甜杏仁分別搗爛。

② 將所有材料一同放入杯中，倒入開水。

③ 焗泡5分鐘後，攪拌均勻即可飲用。

功效分析

經常食用黑芝麻能補腎益精，從而排除腎毒，延緩衰老。如李時珍在《本草綱目》中所說，「服至百日，能除一切痼疾。一年身面光澤不饑，二年白髮返黑，三年齒落更生。」

黑芝麻桑葉茶

補益肝腎
養血生髮

原料：黑芝麻 1 小把，桑葉 5~8 片。

做法：① 將黑芝麻、桑葉一同放入杯中，倒入開水。

　　　② 焗泡 3~5 分鐘後，即可飲用。

功效分析 大量脫髮不僅會影響美容，更是腎臟不堪重負的信號之一。腎毒積累過多時，腎精生血不利，無法濡養毛髮。因此，適當吃一些補腎益精的食物有利於腎臟排毒，幫助頭髮恢復生機。

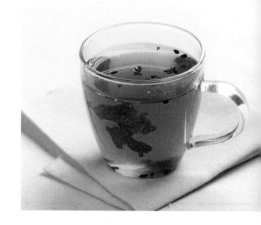

五味子烏梅茶

生津補液
斂肺益腎

原料：五味子適量，烏梅、紅棗各 3 顆，綠茶適量。

做法：① 將所有材料放入杯中，倒入開水。

　　　② 加蓋，悶 3~5 分鐘後即可飲用。

功效分析 現代醫學證明，五味子具有很強的消炎作用，能修復肝臟損傷，幫助人體解毒、排毒，過濾有毒物質。經常食用五味子，不僅能養肝，還能補腎，促進氣血運行。

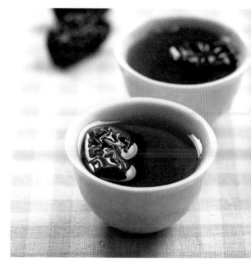

五味子刺五加茶

填精補髓
養心安神

原料：五味子適量，刺五加根 5~8 片。

做法：① 將五味子、刺五加根一同放入壺中，倒入開水。

　　　② 加蓋，悶 10 分鐘後即可飲用。

功效分析 一般來說，男性經常外出應酬，難免喝酒，因此是腎需排毒的主要人群。常喝五味子刺五加茶能促進膽汁分泌，加速酒精等有毒物質的排泄，減輕肝、腎的負擔，改善腰膝痠痛、失眠健忘等症狀。

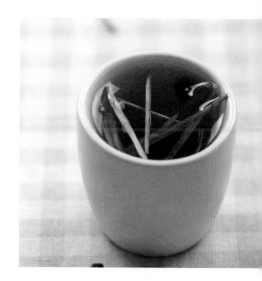

第九章

不同人群
的排毒飲食

一種食物不能包治百病，排毒也要因人而異。適合自己的才是最好的。
不管是美容養顏還是保健養生，只要選擇正確的排毒方式，每個人都能
擁有充沛的能量、飽滿的精神，從而擁有健康的身體，越活越年輕。

女性
美容瘦身
塑曲線

衆所周知，女性老得快，一旦過了 30 歲，身體就開始出現種種變老的跡象：眼袋水腫、魚尾紋增多、色斑明顯、身體越來越走樣，情緒上的波動也變大，像是提前進入了更年期。這一切都要求女性迅速排毒，重拾年輕狀態。

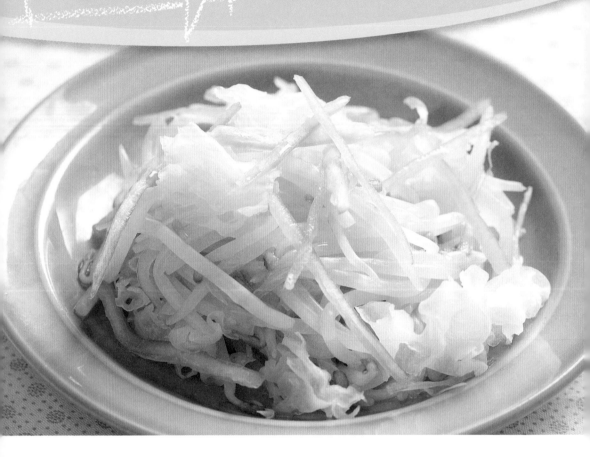

銀耳拌豆芽

 滋陰養顏
潤澤皮膚

原料：綠豆芽 200 克，銀耳、黃瓜各 50 克，麻油、鹽各適量。

做法：

① 綠豆芽去根，洗淨，瀝乾。

② 銀耳用水泡發，洗淨；黃瓜洗淨，切絲。

③ 鍋中加水燒開，將綠豆芽和黃瓜絲焯熟，撈出晾涼。

④ 銀耳放入開水中焯熟，撈出過涼水，瀝乾。

⑤ 將綠豆芽、黃瓜絲、銀耳放入盤中，放入麻油、鹽，攪拌均勻即可。

功效分析

銀耳並不是直接用於美白的，它的主要功效在於滋陰。常吃銀耳能潤肺，平復人體內的燥氣，幫助肺排毒。肺主皮毛，潤肺就能潤皮膚。銀耳外用時有很好的保濕效果，吸收快，是天然的化妝品。

絲瓜炒雞蛋

 涼血祛痘
潤肌美容

原料：雞蛋 2 個，絲瓜 1 根，生薑、鹽各適量。

做法：① 絲瓜洗淨，去皮，切滾刀塊，放入開水中焯一下。

　　　② 生薑切末；雞蛋加鹽打散，炒熟，盛出備用。

　　　③ 鍋中留適量油，放薑末爆香，倒入絲瓜塊，加鹽翻炒。

　　　④ 大火翻炒片刻，放入雞蛋，翻炒幾下即可。

功效分析▶ 經常食用絲瓜能使皮膚變得光滑細膩，還能消炎，排除毒素，減少黑色素沉著。

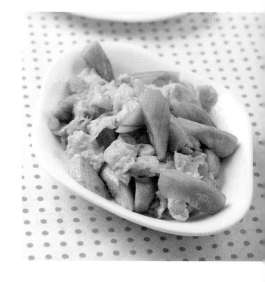

黑芝麻圓白菜

 降火消腫
清熱解毒

原料：圓白菜 200 克，黑芝麻 30 克，鹽適量。

做法：① 圓白菜洗淨，切粗絲。

　　　② 用小火將黑芝麻不斷翻炒，炒出香味時出鍋。

　　　③ 油鍋燒熱，放入圓白菜絲，翻炒幾下，加鹽調味。

　　　④ 炒至圓白菜絲熟透發軟時，出鍋盛盤，撒上黑芝麻，攪拌均勻。

功效分析▶ 圓白菜具有降火消腫、清熱解毒的功效，經常食用能清除體內堆積的毒素，增強免疫力。而且，圓白菜的熱量極低，吃起來有飽腹感，是非常好的減肥食物。

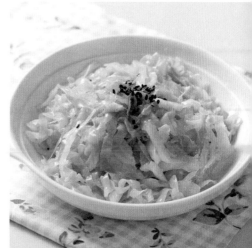

冬筍拌豆芽

 清熱解毒
明目抗癌

原料：冬筍 150 克，黃豆芽 100 克，火腿 25 克，白糖、麻油、鹽各適量。

做法：① 黃豆芽洗淨，焯燙，過冷水；火腿切絲，備用。

　　　② 冬筍洗淨，切成細絲，焯燙，過冷水，瀝乾。

　　　③ 將冬筍絲、黃豆芽、火腿絲一同放入盤內，加鹽、白糖、麻油，攪拌均勻即可。

功效分析▶ 黃豆芽中含有一種干擾素誘生劑，能提高人體抗病毒的能力，還有抗癌的功效。

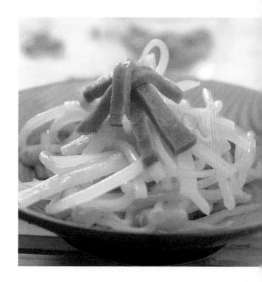

素燒三元

 潤肺止咳
安神助眠

原料：萵筍 200 克，紅蘿蔔、白蘿蔔各 100 克，蔥、生薑、麻油、鹽各適量。

做法：① 蔥切段；生薑切片，備用。

② 萵筍、紅蘿蔔、白蘿蔔去皮，洗淨，削成小球。用開水焯透，撈出。

③ 油鍋燒熱，放入蔥段、薑片，炸至金黃色時撈出。

④ 鍋中加適量水，放入萵筍球、紅蘿蔔球、白蘿蔔球煮至沸騰，小火燜煮片刻，加鹽，淋上麻油即可。

功效分析 失眠的人多吃萵筍，能減少心臟的負荷，消除緊張情緒，幫助睡眠。

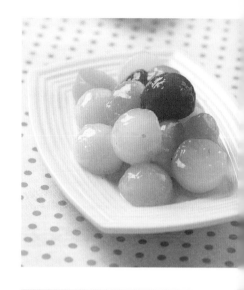

蓮子芋頭粥

 補氣益腎
美白養顏

原料：糯米 50 克，蓮子、芋頭各 30 克，白糖適量。

做法：① 將糯米、蓮子洗淨，蓮子泡軟。

② 芋頭洗淨，去皮，切成小塊。

③ 將蓮子、糯米、芋頭塊一同放入鍋中，加適量水同煮。

④ 粥熟後，加白糖調味即可。

功效分析 芋頭富含膳食纖維，能促進腸胃蠕動，排出腸道內的毒素。搭配養心安神的蓮子，會讓人氣色越來越好。

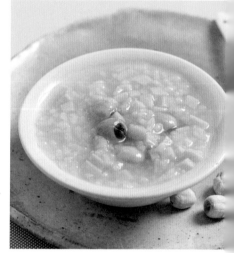

番茄柚子汁

 淡斑美白
延緩衰老

原料：番茄 1 個，柚子 4 瓣。

做法：① 番茄洗淨，在表面切一個小口，用開水燙一下，剝去表皮，切成小塊。

② 柚子去皮，剝去白色薄膜，去子，切成小塊。

③ 將番茄塊和柚子塊放入榨汁機，加適量水，榨汁即可。

功效分析 番茄性寒，具有清熱解毒、涼血平肝的功效，它富含茄紅素，有較強的抗氧化能力，能淡斑美白。

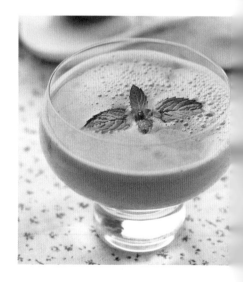

鮮檸檬汁

 美白祛斑
消脂瘦身

原料：鮮檸檬 1 個，蜂蜜適量。

做法：① 鮮檸檬洗淨，去皮，去核，切成小塊。

② 加適量水後，用榨汁機榨汁，可根據個人口味加適量蜂蜜調味。

功效分析 愛美的女性都知道，檸檬富含維生素 C，能幫助身體排出自由基，具有美白、瘦身的功效。檸檬中的檸檬酸有助於減淡黑斑和雀斑，是美白肌膚的重要元素。此外，在檸檬汁中加入蜂蜜，可以排腸毒，美容效果加倍。

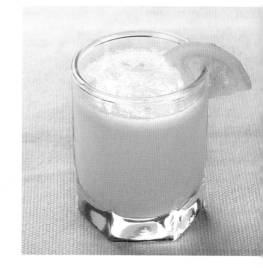

西蘭花黃瓜汁

 祛斑除痘
防癌抗癌

原料：西蘭花 1/2 個，黃瓜 1 根，蘋果 1 個，檸檬汁、蜂蜜各適量。

做法：① 西蘭花洗淨，掰成小朵，用熱水略焯。

② 黃瓜洗淨，切成小塊；蘋果洗淨，去核，切成小塊。

③ 將處理好的西蘭花、黃瓜塊、蘋果塊倒入榨汁機中，加適量水榨汁。

④ 根據個人口味，加適量檸檬汁和蜂蜜即可。

功效分析 黃瓜富含維生素 C，能美白肌膚，保持肌膚彈性，抑制黑色素的形成，幫助皮膚排除毒素。無論是烹飪還是直接貼在臉上，都有很好的抗老化效果，還能減少皺紋和痤瘡的產生。

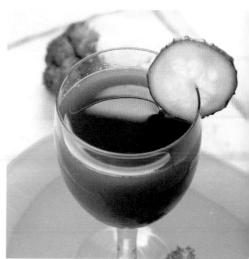

白蘿蔔橄欖汁

清熱解毒
祛斑養顏

原料：白蘿蔔 1 根，青橄欖 5 顆，梨 1 個，檸檬汁、蜂蜜各適量。

做法：① 將白蘿蔔、青橄欖分別洗淨，切成小塊。

② 梨洗淨，去核，切成小塊。

③ 將所有材料放入榨汁機中，倒入適量水，榨汁。

④ 製作完成後，加檸檬汁、蜂蜜調味即可。

功效分析 白蘿蔔中含有抗菌物質，對很多病菌有明顯的抑制作用。而且，經常食用白蘿蔔能抑制黑色素，減少色斑形成。

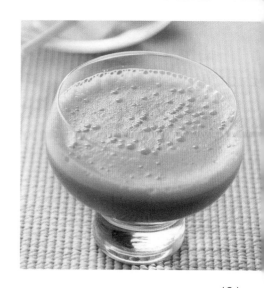

老年人
氣血暢通
筋骨壯

步入老年，身體上的種種變化都清晰可見：眼睛不那麼好使了、耳朵不靈光了、肌肉鬆弛了、腿腳也不方便了。所以，老年人排毒，一是保證合理飲食，吃對了、吃好了才能把食物中的營養吸收了，讓身體的各個部位得到濡養；二是堅持運動，別讓身體懈怠了。

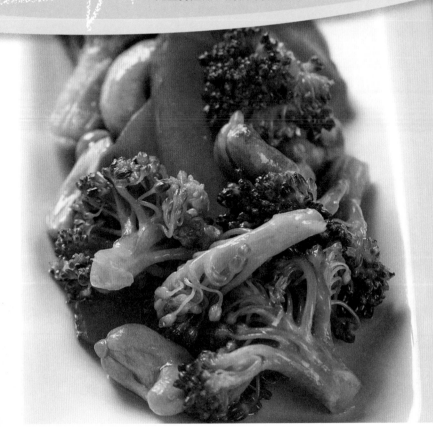

腰果西蘭花

 補氣補血
清肝養腎

原料： 西蘭花 250 克，腰果 150 克，紅蘿蔔 100 克，
　　　 白糖、生粉水、鹽各適量。

做法：

① 西蘭花洗淨，掰開；紅蘿蔔洗淨，切片備用。

② 鍋內加水燒開，放入西蘭花、紅蘿蔔片焯一下，撈
　 出備用。

③ 油鍋燒熱，放入西蘭花、紅蘿蔔片煸炒，加入白糖、
　 鹽及適量水。

④ 大火燒開後，用生粉水勾芡，再放入腰果略炒即可。

功效分析

《黃帝內經》記載：「五十歲，肝氣始衰，肝葉始薄，膽汁始減，目始不明。」人體之中，肝最先衰老，表現為「目始不明」。所以清肝養肝應該多吃青色食物，如西蘭花、綠豆、黃瓜等。

枸杞燉羊肉

 益氣補虛
補腎強筋

原料：羊腿肉 500 克，枸杞子 10 克，蔥、生薑、料酒、鹽
　　　各適量。

做法：① 蔥切段；生薑切片，備用；羊肉沖洗乾淨，整塊放
　　　　入開水鍋中煮透，撈出。

　　　② 將羊肉放在冷水中，沖淨血沫，切成小塊。

　　　③ 油鍋燒熱，放入羊肉塊與薑片煸炒，放入料酒。

　　　④ 炒透後加水，放入枸杞子、蔥段、鹽，撇去浮沫。

　　　⑤ 加蓋，小火燉至羊肉熟爛即可。

功效分析 腰痠、渾身無力是腎虛的表現。食用羊肉能幫助
排腎毒，還能增強禦寒能力。

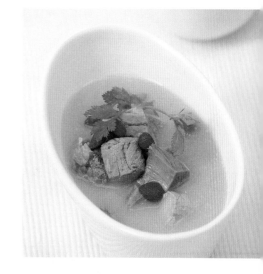

小米桂圓粥

 健脾養胃
補血安神

原料：小米 60 克，桂圓 30 克，紅糖適量。

做法：① 小米淘洗乾淨；桂圓取肉。

　　　② 將小米、桂圓肉一同放入鍋中，加水熬煮成粥。

　　　③ 粥熟後，加紅糖調味即可。

功效分析 步入老年後，人的脾胃越來越虛弱，消化吸收水
穀精微的能力減弱，適當吃一些健脾養胃的食物有助於幫助
身體排毒，加強吸收。小米和桂圓搭配，能幫助老年人調理
脾胃，補血安神。

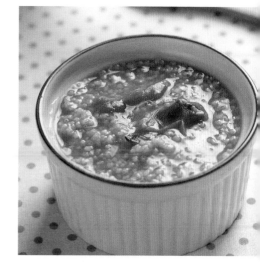

核桃健腦粥

 益智補腦
延緩衰老

原料：核桃仁 25 克，百合 10 克，黑芝麻 20 克，粳米 50 克。

做法：① 百合洗淨；核桃仁、黑芝麻分別洗淨，用小火炒至
　　　　微焦；粳米淘洗乾淨。

　　　② 將所有材料放入鍋中，倒入適量水，小火燉煮，煮
　　　　至熟透即可。

功效分析 腎氣漸虛時，不能充養髓海，就會導致大腦思維
遲鈍、言語多誤、健忘。核桃能益智補腦、補腎助陽、強筋
健骨，還能排除多餘的膽固醇，降低老年人動脈血管硬化的
概率。

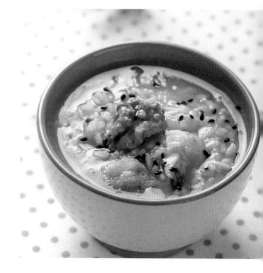

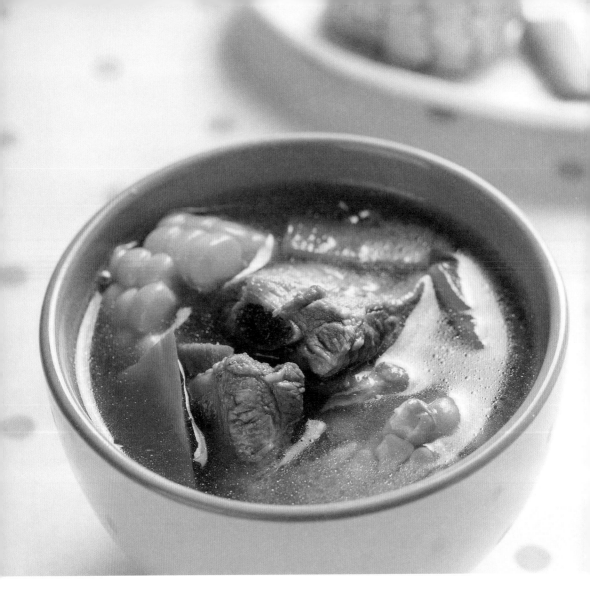

粟米排骨湯

 滋陰養肺
健脾開胃

原料：粟米 3 根，排骨 500 克，紅蘿蔔 2 根，麻油、
　　　鹽各適量。

做法：

① 排骨洗淨，切段，焯水後撈出瀝乾。

② 粟米、紅蘿蔔洗淨，切段，備用。

③ 將排骨段、粟米段放入鍋中，加適量水，調入麻油、
　　鹽。

④ 大火煮沸後，轉中火煮 5~8 分鐘。

⑤ 將湯盛入保溫鍋中，倒入紅蘿蔔段，小火燜 2 小時
　　即可。

功效分析

粟米富含膳食纖維，能夠潤
腸道、排腸毒，對降低膽固
醇、預防動脈硬化等老年常
見病也有幫助。而且，粟米
有利尿功效，能促進體內多
餘的水液代謝，從而減輕脾
的負擔。

黃豆薏米糊

🌿 健脾益胃
利濕化痰

原料：黃豆 40 克，薏米 20 克，熟栗子、蓮子各 15 克，冰糖適量。

做法：① 黃豆洗淨，用清水浸泡 10~12 小時。

② 蓮子用清水浸泡 2 小時，去心。

③ 熟栗子去殼、去皮，切碎。

④ 將所有材料倒入豆漿機中，加水至上下水位線之間。製作完成後，加冰糖調味即可。

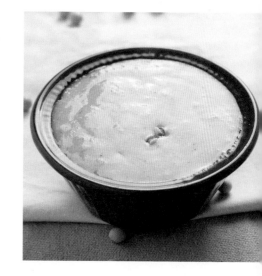

綠豆南瓜羹

🌿 補中益氣
清熱解毒

原料：綠豆 100 克，老南瓜 50 克，鹽適量。

做法：① 綠豆洗淨，用水泡 4 個小時。

② 南瓜洗淨，去皮、去瓤，切成約 2 厘米見方的塊狀待用。

③ 鍋內加水，燒沸後，放入綠豆煮 3~5 分鐘。

④ 大火煮沸後，放入南瓜塊，加蓋，轉中火煮20分鐘。待綠豆、南瓜爛熟，加鹽調味即可。

 功效分析 常吃綠豆南瓜羹能清熱解毒，尤其是天氣乾燥的時候，能幫助肺排毒。南瓜中的果膠還可以保護胃腸道黏膜，促進潰瘍面癒合。

芹菜蘋果汁

🌿 清熱解毒
疏肝強肝

原料：蘋果 1 個，芹菜 1 根，檸檬汁適量。

做法：① 蘋果洗淨，去皮，去核，切成小塊。

② 芹菜洗淨後切段。

③ 將所有材料放入榨汁機中，打成果汁，放入檸檬汁，攪拌均勻即可。

功效分析 芹菜中含有的膳食纖維有助於排泄，而蘋果中的果膠和鞣酸有收斂作用，能將人體內積聚的毒素和廢物排出體外。

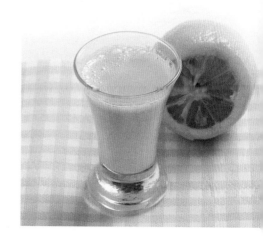

兒童
不挑食
身體棒

孩子挑食怎麼辦？別盲目用藥，先分析下原因。有的孩子就是吃飽了，所以不想再吃了；有的孩子是脾胃虛弱，需要治療；有的孩子是缺鋅，味蕾敏感度不高，所以沒有食慾。但有一條是通用的，千萬別強迫他，這不是他的錯。

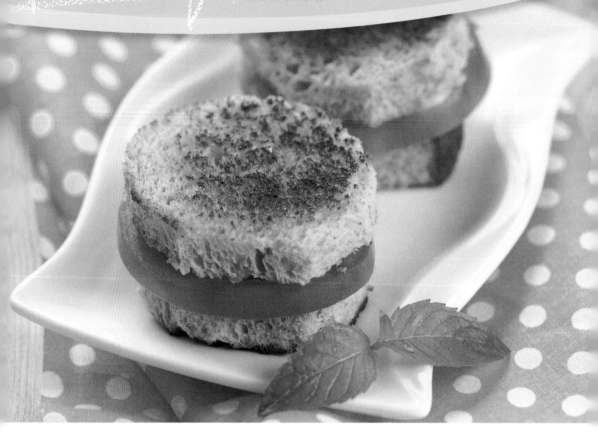

芝士三文治

健胃消食
清理腸道

原料： 全麥麵包2片，芝士1片，番茄1個，牛油適量。

做法：

① 不黏鍋預熱，放入牛油。

② 牛油溶化後，放入第一片全麥麵包，然後放入芝士和第二片全麥麵包。

③ 煎 30 秒後，如果全麥麵包已經變成金黃色，翻面，將另一面也煎成金黃色。

④ 番茄洗淨，切片，夾在全麥麵包中即可。

功效分析

全麥麵包的營養價值較高，含有豐富的膳食纖維，能夠延緩和減少重金屬等毒素的吸收，改善腸道菌群，有利於某些營養素的合成。全麥麵包雖然有香味，但是孩子不愛吃，搭配一些蔬菜做成三文治就有意想不到的效果。

煎鱈魚

 開胃健脾
祛除濕毒

原料：鱈魚 150 克，檸檬 1 個，雞蛋、生粉、鹽各適量。

做法：① 檸檬洗淨，一半切片，一半榨汁。

② 鱈魚洗淨，切塊，加鹽醃製，放入適量檸檬汁。

③ 雞蛋打碎，取蛋清，將蛋清、生粉攪拌均勻，裹在鱈魚塊上，煎至金黃，裝盤時加檸檬片點綴即可。

功效分析 檸檬皮中含有的芳香揮發成分，可以生津解暑、開胃醒脾。夏季吃些檸檬不但能促進食慾，還能祛除濕毒、振奮精神。

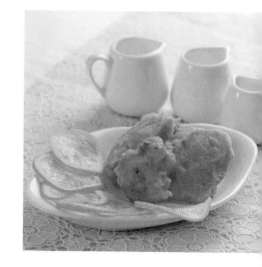

蝦肉卷

 益智健腦
促進食慾

原料：豆腐皮 150 克，蝦 300 克，醬油、白糖、麻油、鹽各適量。

做法：① 豆腐皮用冷水浸一下，取出，備用。

② 蝦去殼，洗淨，用鹽、醬油、白糖、麻油抓拌。

③ 將蝦擺仕豆腐皮上，卷起，捆緊，放在蒸鍋中蒸。

④ 半小時後，取出晾涼，切成厚片即可。

功效分析 兒童處於成長發育期，需要補充充足的鈣。蝦肉中鈣的含量為各種動植物食品之冠，因此特別適宜於老年人和兒童食用。

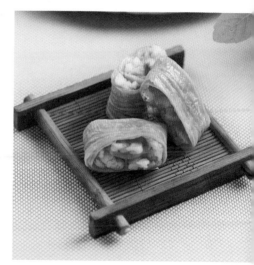

南瓜盅

 健脾養胃
補中益氣

原料：南瓜 250 克，糯米粉 200 克，白糖、紅小豆沙各適量。

做法：① 南瓜去子，洗淨，包上保鮮膜，用微波爐加熱 10 分鐘。

② 挖出南瓜肉，加糯米粉、白糖，和成麵團。

③ 將紅小豆沙搓成小圓球，包入麵團中成餅坯，上鍋蒸 10 分鐘即可。

功效分析 南瓜中的 β-胡蘿蔔素能清除體內的自由基，經人體吸收後轉化為維生素 A，對保護孩子的視力十分有益。

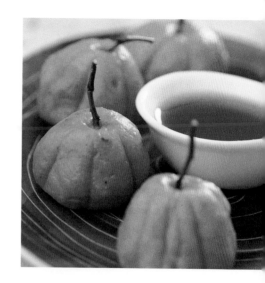

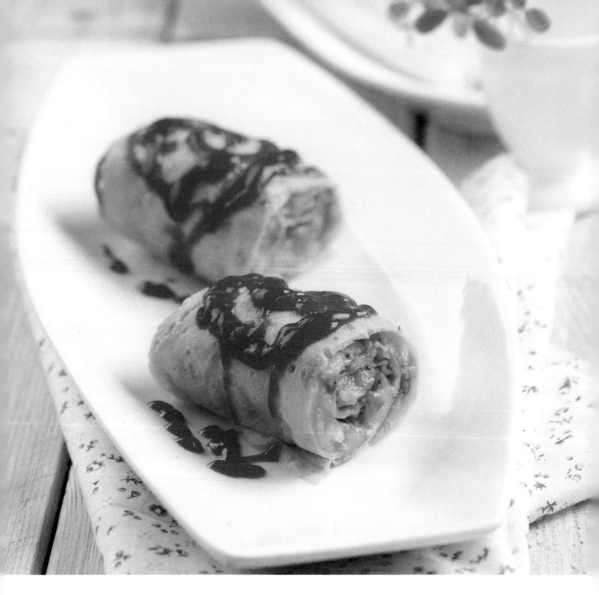

風味卷餅

 促進食慾
健腦益智

原料： 雞蛋2個，香蕉1根，核桃仁30克，番茄醬適量。

做法：

① 香蕉去皮，豎着從中間切開，將核桃仁擺在切面上。

② 平底鍋加熱，滴適量油，用刷子將油沾滿平底鍋。

③ 雞蛋打散，油五成熱時，倒入蛋液，轉動平底鍋，
使蛋液均勻鋪在鍋底。

④ 蛋液稍微凝固後，將香蕉和核桃仁放在雞蛋餅上。

⑤ 用鏟子鏟起雞蛋餅，將香蕉包起來。

⑥ 繼續煎2分鐘，裝盤，淋上番茄醬即可。

功效分析

番茄醬中的茄紅素是強抗氧
化劑，能清除人體內的自由
基，延緩衰老。而且，和番
茄相比，番茄醬中的營養成
分更容易被人體吸收。酸甜
可口的番茄醬可以促進食慾，
讓孩子吃得開心。

冰糖五彩粥

健脾開胃
補血益智

原料：粳米 50 克，嫩粟米粒 100 克，雞蛋 2 個，豌豆 30 克，
　　　枸杞子 15 克，冰糖適量。

做法：① 粳米、豌豆分別洗淨；嫩粟米粒蒸熟。

　　　② 粳米加水熬成粥，放入粟米粒、豌豆、枸杞子、冰
　　　　 糖，同煮 5 分鐘。

　　　③ 將雞蛋打散，撒入鍋中成蛋花，燒開即可。

功效分析 除了含有豐富的膳食纖維，能促進腸道排毒外，
粟米還有益肺寧心、健脾開胃、補血健腦的功效。

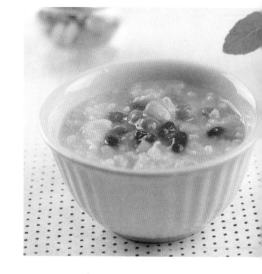

蘋果葡萄乾粥

補血益智
促進食慾

原料：粳米 50 克，蘋果 1 個，葡萄乾 20 克，蜂蜜適量。

做法：① 粳米淘洗乾淨，瀝乾，備用。

　　　② 蘋果洗淨，去皮，去核，切丁，放入水中。

　　　③ 鍋中放入粳米、蘋果丁，加適量水煮沸，小火熬煮
　　　　 40 分鐘；食用前加蜂蜜、葡萄乾攪拌均勻即可。

功效分析 常吃蘋果可以降肝火、胃火，有益於身體排毒。
而且，蘋果富含鋅，能促進食慾，讓孩子胃口好、身體棒。

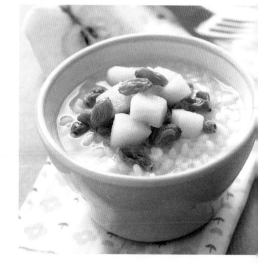

草莓蜜汁奶昔

清暑解熱
促進食慾

原料：草莓、蜂蜜、乳酪各適量。

做法：① 草莓洗淨，切成小塊。

　　　② 將所有材料放入榨汁機中，攪打均勻。

　　　③ 盛出，放入冰箱冷藏 10 分鐘即可。

功效分析 草莓有很好的清暑、排毒、解熱、除煩功效，搭
配蜂蜜、乳酪食用，不僅能排出腸道毒素，還能促進食慾，
是非常不錯的開胃甜點。

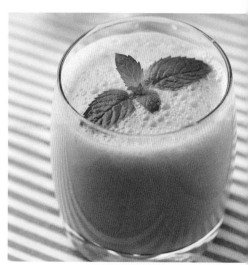

男性
代謝順暢
精神好

在工作和家庭中，男性都承擔着相當大的壓力。而且，男性經常外出應酬，難免大魚大肉、推杯換盞。毒素長時間蓄積，對男性身體危害極大。如果不注意排毒，肝、腎、脾、胃都會受到不同程度的損傷。

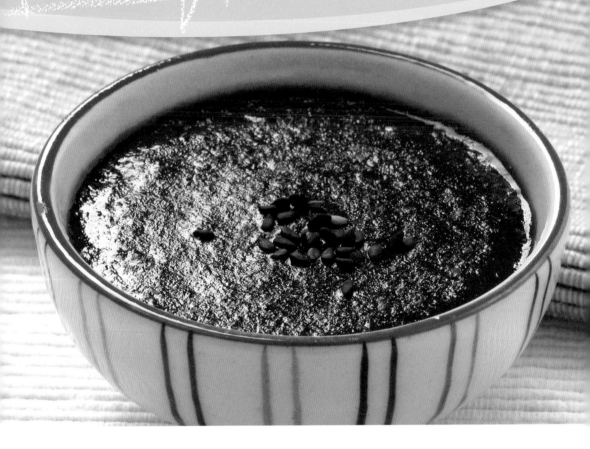

桑葚米糊

 促進食慾
健腦益智

原料： 桑葚 60 克，粳米 40 克，黑芝麻 15 克，白糖適量。

做法：
① 粳米用水浸泡 2 小時；桑葚洗淨。
② 黑芝麻用平底鍋炒熟，備用。
③ 將粳米、桑葚、黑芝麻一同放入豆漿機中，加水至上下水位線之間。
④ 製作完成後過濾，加白糖攪拌均勻即可。

功效分析

桑葚中含有豐富的維生素、氨基酸、胡蘿蔔素、礦物質、花青素等營養成分，具有補肝益腎、補血滋陰、生津止渴、開胃潤腸等功效。

香椿核桃仁

 補腎益智
提高免疫

原料：香椿苗 250 克，核桃仁 50 克，白糖、醋、麻油、鹽
　　　各適量。

做法：① 香椿苗去根，洗淨，用淡鹽水浸一下。

　　　② 核桃仁掰碎，用淡鹽水浸一下。

　　　③ 從淡鹽水中取出香椿苗和核桃仁碎，加白糖、醋、
　　　　麻油、鹽攪拌均勻即可。

功效分析 核桃中的不飽和脂肪酸，有利於降低血脂，淨化
血液中的毒素。而且，經常食用核桃仁對腎虛引起的失眠有
一定的食療作用。

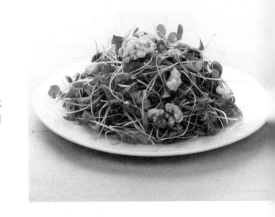

芹菜炒蝦米

 平肝清熱
健腦益智

原料：芹菜 300 克，蝦米 100 克，生粉水、蔥、生薑、鹽各
　　　適量。

做法：① 芹菜洗淨，切段，放入開水中焯燙。

　　　② 蔥、生薑切末；油鍋燒熱，放入蔥末、薑末熗鍋。

　　　③ 放入芹菜段、蝦米，煸炒 3 分鐘，加生粉水勾芡，
　　　　加鹽調味即可。

功效分析 芹菜有清熱解毒、除煩消腫的功效，可以排肝毒、
降血壓，對高脂肪、高熱量飲食有很好的平衡效果。而且，
芹菜是低熱量且富含膳食纖維的食物，有助於腸道蠕動，減
少對食物中脂肪的吸收。

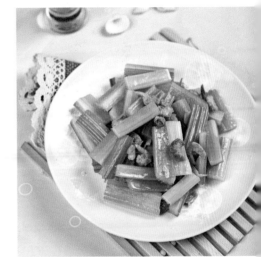

蘑菇炒豌豆

 促進代謝
潤腸通便

原料：蘑菇 100 克，豌豆 200 克，高湯、生粉水、鹽各適量。

做法：① 蘑菇洗淨，切成小丁；豌豆洗淨。

　　　② 油鍋燒熱，放入蘑菇丁和豌豆翻炒。

　　　③ 加適量高湯煮熟，用生粉水勾薄芡，加鹽調味即可。

功效分析 豌豆富含膳食纖維，能防止毒素沉積。豌豆中的
鉻能維持胰島素的正常功能，對經常外出應酬的男性來說，
是不可多得的養生食物。

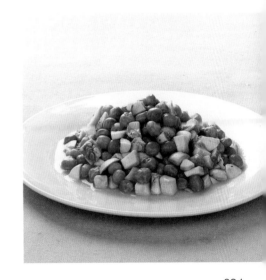

「吸煙有害身體健康。」每個煙民都知道這句話，但真正放在心上的人卻不多。吸煙不僅會損害自己的健康，更會給家人、朋友帶來危害，增加親友患上肺癌和心臟疾病的概率；所以，為了親友的健康，煙民們也應該及時戒煙。

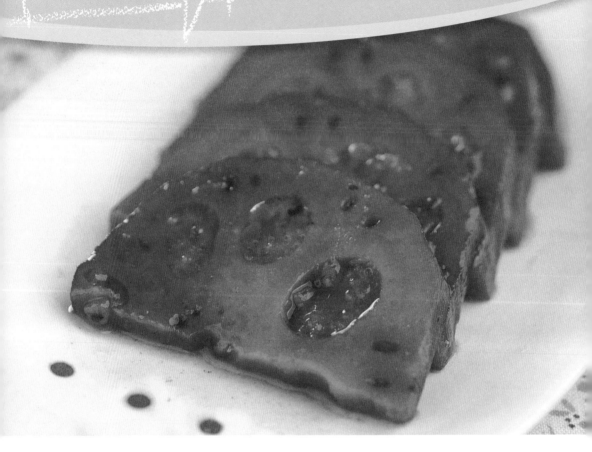

桂花糯米藕

清熱潤肺
安神去燥

原料：蓮藕 1 節，糯米 50 克，麥芽糖、冰糖、糖桂花各適量。

做法：

① 蓮藕去皮，洗淨；糯米淘洗乾淨，瀝乾。

② 切去蓮藕的一頭做蓋，將糯米塞入蓮藕孔。

③ 將切下的蓮藕蓋用牙籤固定，放入鍋中，加水沒過蓮藕。

④ 放入麥芽糖，大火燒開後，轉小火煮 1 小時。

⑤ 出鍋前放入冰糖、糖桂花，取出切片即可。

功效分析

蓮藕具有清熱潤肺、涼血行瘀的功效，能促進體內廢物快速排出。

葱香白蘿蔔

 潤肺止咳
增強食慾

原料：白蘿蔔 1 根，葱、鹽各適量。

做法：① 白蘿蔔洗淨，切塊；葱切末。

　　　② 油鍋燒熱，放入白蘿蔔塊，翻炒幾下。

　　　③ 加適量水，小火略煮片刻。

　　　④ 加鹽翻炒均勻，撒上葱末，燜煮一下即可。

功效分析 白蘿蔔具有促進消化、增強食慾、加快腸胃蠕動的功效，能促進新陳代謝和體內毒素的排出。經常吸煙的人平時可以多吃生的白蘿蔔，養肺排毒效果更好。

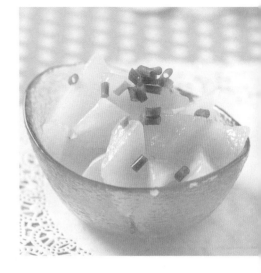

南瓜米糊

 補中益氣
補血養肺

原料：南瓜 100 克，糯米 60 克，葡萄乾 20 克。

做法：① 糯米淘洗乾淨，用水浸泡 2 小時以上。

　　　② 南瓜洗淨，去皮，去子，切片。

　　　③ 將所有材料放入豆漿機中，加水至上下水位線之
　　　　間，攪打均勻即可。

功效分析 南瓜中含有大量的果膠，吸附力極強，不僅能消除人體內的細菌和毒素，還能粘結膽固醇，防止動脈硬化。經常食用南瓜能平喘、消腫，減輕肺部不適。

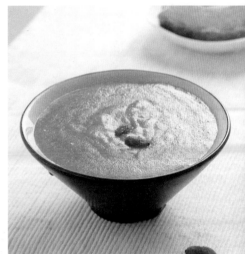

銀耳雪梨湯

 滋陰潤肺
防癌抗癌

原料：雪梨 1 個，銀耳 10 克，冰糖適量。

做法：① 雪梨洗淨，切塊；銀耳用溫水泡發，去蒂，洗淨。

　　　② 雪梨、銀耳一同放入砂鍋中，加水煮開。

　　　③ 轉小火燉 40 分鐘，加入冰糖，微溫後即可食用。

功效分析 經常吸煙會導致人體血液中的硒元素含量偏低，而硒是防癌抗癌所不可缺少的微量元素。因此，經常吸煙的人平時多吃銀耳，能提高肝臟的解毒能力，預防癌症。

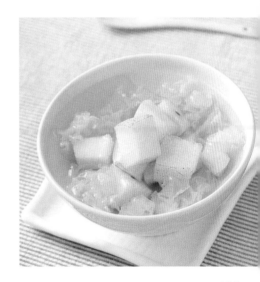

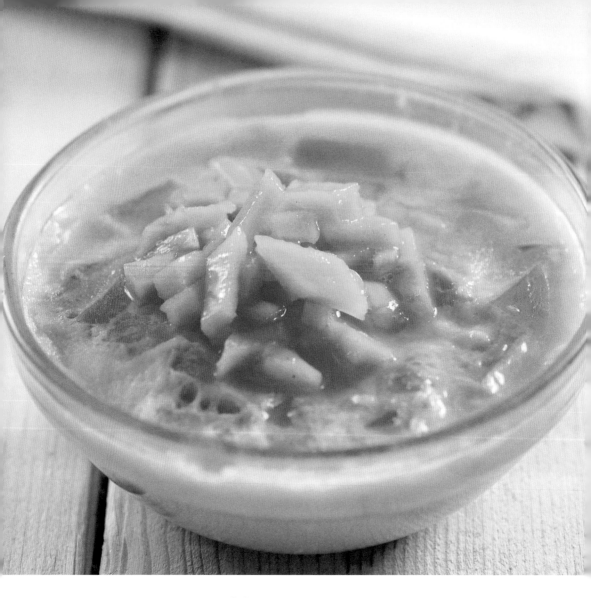

芒果鮮奶羹

潤肺益胃
防癌抗癌

原料：雞蛋 2 個，芒果 1/2 個，牛奶 100 毫升，白糖
　　　適量。

做法：

① 芒果洗淨，去皮，切丁，備用。

② 雞蛋打入碗中，攪拌打散蛋液，至蛋黃和蛋清完全
　融合。

③ 將牛奶倒入蛋液中，加適量白糖輕輕攪拌均勻。

④ 放入蒸鍋，蓋上保鮮膜，冷水燒開。

⑤ 蒸 10 分鐘後關火，去掉保鮮膜，把芒果丁撒在蛋羹
　表面即可。

功效分析

芒果有潤肺、益胃的功效，
因此對緩解肺毒引起的不適
症狀十分有效。研究表明，
芒果中的芒果甙可抑制癌細
胞的增殖，能大大降低患肺
癌的風險。

枇杷蜂蜜水

潤肺養肺
止咳平喘

原料：枇杷 2 個，蜂蜜適量。

做法：① 枇杷洗淨，去皮，去子，切塊。

　　　② 將切好的枇杷塊放入榨汁機中，加適量水。

　　　③ 榨汁後倒出，加蜂蜜調味即可。

功效分析 常吃枇杷能化解肺部、呼吸道積累的毒素，修復呼吸道粘膜。而且，枇杷中含有的 B 族維生素和多種礦物質能促進代謝，提高身體的排毒能力。

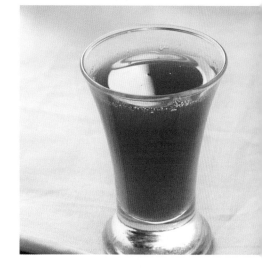

百合蓮藕豆漿

潤肺止咳
補益心肺

原料：黃豆 50 克，蓮藕 30 克，糯米 20 克，乾百合 5 克，冰糖適量。

做法：① 黃豆浸泡 10~12 小時，泡至發軟，撈出洗淨。

　　　② 糯米淘洗乾淨，用水浸泡 2 小時。

　　　③ 乾百合用水泡發，擇洗乾淨，切碎。

　　　④ 蓮藕去皮，洗淨，切碎。

　　　⑤ 將所有材料放入豆漿機中，加水至上下水位線之間。

　　　⑥ 待豆漿製作完成後，過濾，加冰糖調味即可。

功效分析 經常食用百合能提高肺的抗毒能力。肺向來怕燥氣，燥氣容易導致肺內毒素積累，若經常吸煙，對肺的損害更大。百合有很好的滋陰功效，可以幫助肺抵禦毒素。搭配潤肺止咳的冰糖食用，有很好的滋陰養肺效果。

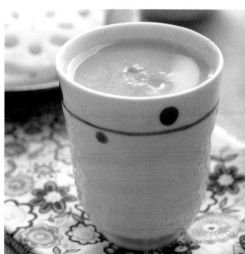

雪梨粳米豆漿

潤肺止咳
補氣健脾

原料：黑豆 40 克，粳米 30 克，雪梨 1 個，蜂蜜適量。

做法：① 將黑豆用水浸泡 10~12 小時，泡至發軟後，撈出洗淨。

　　　② 粳米淘洗乾淨；雪梨洗淨，去蒂，去核，切碎。

　　　③ 將所有材料放入豆漿機中，加水至上下水位線之間。製作完成後，過濾，涼至溫熱後加蜂蜜調味即可。

功效分析 梨具有潤肺清燥、止咳化痰的功效，能幫助肺排毒，對呼吸道感染有很好的治療作用。

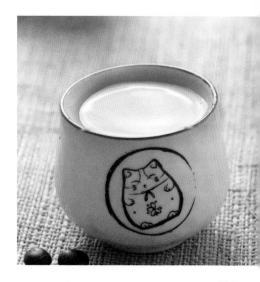

上班族
消除贅肉
改善視力

由於工作的關係，上班族多數是久坐不動，因而腹部容易出現贅肉。而長時間對着電腦，也會導致身體不適，如眼睛刺痛、頭暈、視力下降等。適當站起來運動一下，搭配合理的排毒飲食，會讓上班族身體狀態恢復平衡。

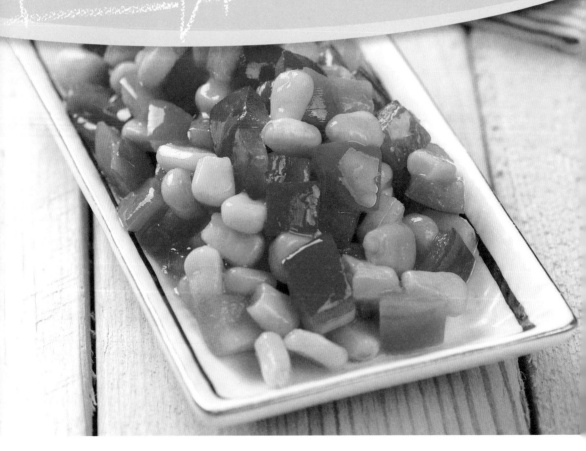

彩椒炒粟米粒

養肝明目
補血益氣

原料： 粟米粒 300 克，紅椒、青椒各 1 個，白糖、鹽各適量。

做法：

① 紅椒、青椒分別去蒂，去子，洗淨，切成小丁。

② 油鍋燒熱，放入粟米粒和鹽，翻炒 3 分鐘。

③ 加適量水，再炒 3 分鐘，放入紅椒丁、青椒丁。

④ 加適量白糖，翻炒均勻即可。

 功效分析

粟米中含有豐富的膳食纖維，能促進消化，排除毒素，減輕脾胃的壓力。久坐的上班族容易便秘，多吃粟米對排便有益。

紅蘿蔔燕麥粥

健脾益胃
潤腸通便

原料：紅蘿蔔 2 根，燕麥仁 100 克，冰糖適量。

做法：① 紅蘿蔔去皮洗淨，切成小塊。

② 燕麥仁洗淨，浸泡 30 分鐘。

③ 鍋置火上，放入燕麥仁和適量水，大火燒沸後改小火，放入紅蘿蔔塊。

④ 待粥煮熟時，放入冰糖調味即可。

功效分析 常吃紅蘿蔔能保護視力，有效降低血液中的重金屬汞的含量，排出體內毒素。

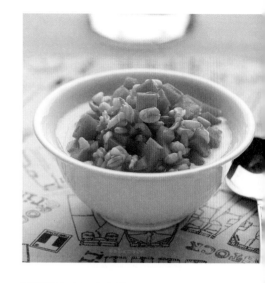

紅薯小米粥

健脾和胃
補益虛損

原料：小米 50 克，紅薯 30 克，紅糖適量。

做法：① 將紅薯洗淨，去皮，切成小塊。

② 小米淘洗乾淨，和紅薯塊一同放入鍋中，加適量水，小火熬煮。

③ 食用時加紅糖調味即可。

功效分析 中醫認為，久坐傷脾，容易導致腹部贅肉、脾濕不下等症狀。小米最益脾氣，能有效排出濕毒，食用時再加一些紅棗，養生效果會更好。

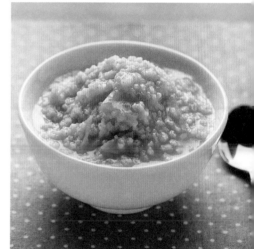

蛋黃蓮子湯

明目安神
養心除煩

原料：蓮子 50 克，雞蛋 1 個，冰糖適量。

做法：① 蓮子洗淨，加 3 碗水，大米煎煮。

② 水燒開後，轉小火煮約 20 分鐘，至蓮子軟爛，加冰糖調味。

③ 雞蛋打入碗中，將蛋黃放入蓮子湯中，熟透即可。

功效分析 雞蛋中含有的葉黃素與粟米黃質都是抗氧化劑，不僅能清除人體內多餘的自由基，延緩衰老，還能保護眼睛免受紫外線的傷害。

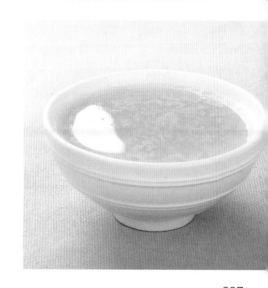